PONCTION VÉSICALE

HYPOGASTRIQUE

RAPPORTS

DE LA

PAROI ANTÉRIEURE DE LA VESSIE

PAR

LE DR G. POULIOT

EX-INTERNE DES HÔPITAUX DE POITIERS,
ANCIEN EXTERNE ET INTERNE PROVISOIRE DES HÔPITAUX DE PARIS,
ANCIEN ÉLÈVE DE L'ÉCOLE PRATIQUE DE LA FACULTÉ,
MÉDAILLE DE BRONZE DE L'ASSISTANCE PUBLIQUE.

PARIS

ADRIEN DELAHAYE, LIBRAIRE-ÉDITEUR.

PLACE DE L'ÉCOLE-DE-MÉDECINE.

1868

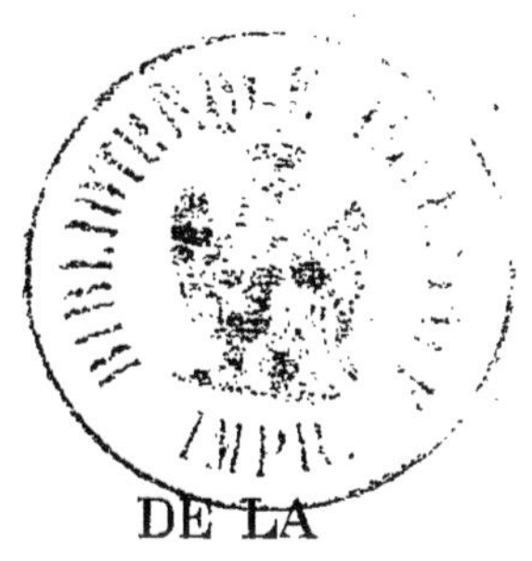

PONCTION HYPOGASTRIQUE

DE LA VESSIE

DE LA

PONCTION HYPOGASTRIQUE

DE LA VESSIE

PAR

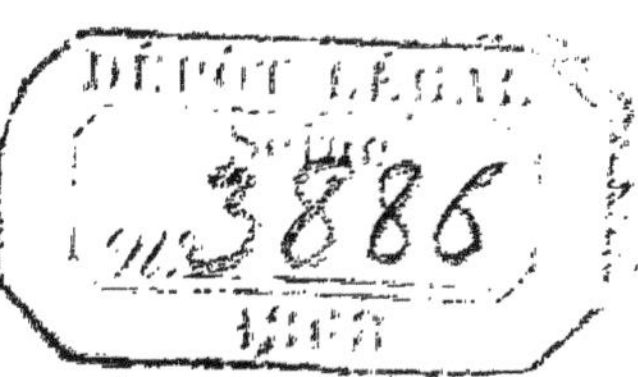

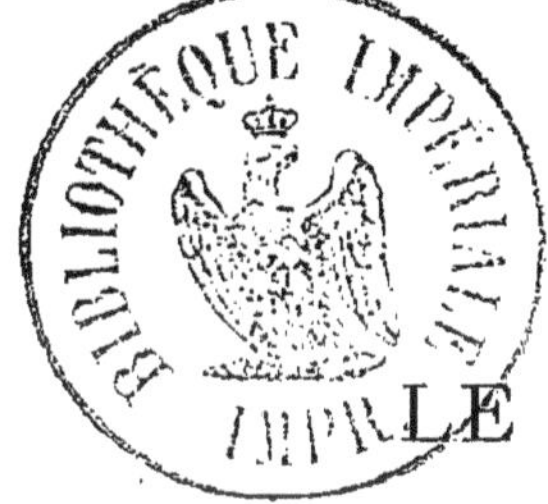

LE DR G. POULIOT

EX-INTERNE DES HÔPITAUX DE POITIERS,
ANCIEN EXTERNE ET INTERNE PROVISOIRE DES HÔPITAUX DE PARIS,
ANCIEN ÉLÈVE DE L'ÉCOLE PRATIQUE DE LA FACULTÉ.

PARIS

ADRIEN DELAHAYE, LIBRAIRE-ÉDITEUR,

PLACE DE L'ÉCOLE-DE-MÉDECINE.

1868

AVANT-PROPOS

La pathologie des voies urinaires est, en notre temps de progrès, une de celles qui ont été le mieux étudiées.

Le grand nombre de malades qui se présentent à l'observation, les difficultés considérables contre lesquelles on se heurte à chaque pas, ont vivement excité les méditations des chirurgiens. Aussi les procédés thérapeutiques ont-ils acquis une perfection qui serait à souhaiter pour plusieurs autres branches de notre art.

Dans le cours de mes études, j'eus souvent l'occasion d'apprécier l'intérêt qui se rattache à cette partie de la médecine, et je pensai à faire ma thèse inaugurale sur une des nombreuses questions qu'elle renferme; les circonstances m'ont conduit à choisir la ponction hypogastrique de la vessie.

Rien n'est moins neuf que ce sujet, qui a été traité par beaucoup d'auteurs; cependant, comme, à ma connaissance, aucun travail complet n'existe encore sur la matière, j'ai espéré pouvoir être utile en apportant le contingent de mes recherches.

Les sources où j'ai puisé sont toutes de l'École de Paris, à part de rares exceptions; je me suis servi des nombreuses publications des trente dernières années, de quelques observations personnelles, et des avis qu'ont bien voulu me donner plusieurs chefs des grands services chirurgicaux.

Qu'il me soit permis de remercier publiquement, pour leurs savants conseils, MM. Gosselin, Richet et Jarjavay, professeurs de clinique chirurgicale; Gaillard, professeur à l'Ecole de Poitiers; Desormeaux, Voillemier, Demarquay, chirurgiens des hôpitaux de Paris.

DE LA

PONCTION HYPOGASTRIQUE

DE LA VESSIE

DIVISION DU SUJET.

L'exposé de ce travail comprendra trois parties :

Dans la première, après un court historique, je signalerai la divergence d'opinions qui existe entre les chirurgiens de notre époque, et chercherai à m'éclairer par la statistique. Celle-ci me conduira naturellement à parler des avantages et des inconvénients principaux de la ponction.

La deuxième traitera de l'opération : examen préliminaire du malade ; manuel opératoire ; discussion des procédés. Dans cette partie, je parlerai également des rapports de la face antérieure de la vessie.

La troisième sera consacrée aux indications de la ponction.

PREMIÈRE PARTIE

CHAPITRE Ier.

D'après Colot, ce serait Turbier qui, le premier, aurait fait la ponction hypogastrique de la vessie (Mondière, *l'Expérience*, t. VIII, p. 40). Après lui, vinrent Tolet, Méry et Morand.

C'est en 1701 seulement que Méry pratiqua cette opération au côté externe du muscle droit, et décrivit son procédé, qui est devenu célèbre (*Mém. de l'Acad. des sciences*, 1701). Il eut d'abord peu d'imitateurs, puis enfin la ponction fut généralement employée, comme on peut le voir dans les différents auteurs (Velpeau, Sabatier, *Méd. opér.*; Pétrequin, *Anat. chirurg.*). Je n'insiste pas, ne voulant pas faire un historique complet.

J.-L. Petit y eut recours plusieurs fois, et la regardait comme aussi peu dangereuse *qu'un coup d'épée dans l'eau* (*OEuvr. post.*, 1774, t. III, p. 97). C'est donc à tort qu'on a dit qu'il ne l'avait pas employée.

Au commencement de notre siècle, la défaveur revint plus absolue que jamais, et Desault, Boyer, Dupuytren, Roux, tout en n'exagérant pas les dangers de la ponction (Boyer, *Mal. chir.*), ne trouvèrent qu'une fois, chacun, la nécessité de s'en servir, malgré les milliers de malades qu'ils observèrent.

On se demande pourquoi eut lieu ce revirement.

Comme le fait remarquer judicieusement le Dr Jallet (*De la valeur de la ponction hypogastrique de la vessie et du cathétérisme forcé*, thèse de Paris, 1855, p. 21), ce fut Desault

qui causa surtout ce changement subit ; on sait qu'il in-
augurait l'amphithéâtre de l'Hôtel-Dieu devant un nombreux public. Il était bien difficile d'avouer devant tant de
spectateurs qu'on ne pouvait arriver par les voies naturelles en un temps où la dextérité chirurgicale était si
haut placée ; il faisait donc le cathétérisme forcé quand
le cathétérisme simple ne suffisait pas.

Boyer et Roux marchèrent sur ses traces, Dupuytren
également, et quoique ce dernier ait blâmé souvent, dans
ses cliniques, les violences sur l'urèthre, il fit plus d'une
fois des fausses routes mortelles, comme M. Monod, interne aux autopsies, dit l'avoir constaté (*Gazette des hôp.*,
1846).

Chopart, Ducamp, Sabatier, Richerand ; Lallemand et
Delpech (de Montpellier), furent moins exclusifs, mais
n'entraînèrent pas les convictions par leur génie, comme
les maîtres que nous venons de citer. Aussi la génération
qui les suivit ne se décida-t-elle à faire la ponction qu'en
désespoir de cause, s'exposant ainsi à un plus grand
nombre d'insuccès.....

..... De nos jours, il existe deux camps bien marqués :
dans le premier, quelques chirurgiens se sont faits
grands partisans de l'opération (Gerdy, Malgaigne) ; d'autres l'ont employée volontiers (Sédillot, Barrier (de
Lyon), Richet, Jarjavay, Deguise, Robert, Fleury (de
Clermont). Dans le second, qui n'est pas moins nombreux, nous voyons également deux groupes : l'un, qui
agit avec défiance (Velpeau, Nélaton, Jobert (de Lamballe),
Gosselin, Gaillard (de Poitiers), Voillemier, Desormeaux,
Lenoir, Marjolin fils, Pétrequin) ; l'autre, qui proscrit
tout à fait, pour ainsi dire, l'opération (Reybard, Vidal (de
Cassis), Monod, Demarquay). Je ne cite pas ici les ou-

vrages où j'ai puisé ces noms, comptant le faire dans le cours de cette thèse, au fur et à mesure qu'il y aura nécessité.

Il serait difficile, on le voit, de conclure en présence d'une telle diversité d'opinions; c'est pour cette cause que j'ai voulu m'adresser à la statistique.

CHAPITRE II.

La seule statistique que nous connaissions sur les ponctions de la vessie est celle de Mondière (de Loudun), publiée, en 1841 (*Revue médicale* et *l'Expérience*). Grand partisan de la ponction, Mondière établit cette statistique pour répondre à douze cas malheureux de Pasquier, chirurgien des Invalides; aussi est-elle trop partiale. On y trouve cinquante-cinq observations de ponctions hypogastriques, après lesquelles il y a eu six morts; mais, comme il paraît très-évident qu'aucun des insuccès n'a été dû à l'opération, on pourrait croire à l'innocuité de celle-ci, bien que Mondière admette parfaitement la possibilité de l'infiltration urineuse.

Un nouveau tableau comparatif pourra donc avoir de l'utilité. Il ne relatera que des faits non consignés dans le travail de Mondière, et presque tous postérieurs à cet auteur.

En ne cherchant que dans les journaux, je serais arrivé à peu près aux mêmes résultats que lui, car, en général, on ne parle guère des insuccès, mais plutôt des circonstances où on a été heureux; de là, fort souvent, des erreurs involontaires de la part de ceux qui cherchent à s'éclairer. J'ai néanmoins l'espérance de m'être approché de la vérité au moyen de communications orales et de renseignements puisés dans quelques thèses, et principalement dans les *Bulletins de la Société de chirurgie*.

Ma statistique comportera trois divisions ou paragraphes.

§ 1. — *Ponctions dans les plaies contuses du périnée et de l'urèthre.*

(On ne doit pas compter les cas de M. Huguier (rupture des corps caverneux, etc., Bull. Soc. chir., t. III, 1ʳᵉ série, p. 514); de M. Richet (voir 2ᵉ partie de ma thèse), fracture du pubis, etc.; et de M. Fleury (Gaz. hôp., 1859, p. 1, 2), fracture du bassin; dans lesquels la ponction ne fut qu'un épiphénomène sans importance par rapport aux symptômes graves qui emportèrent les malades.)

1° Chute à cheval sur un morceau de bois. — Ponction, débridement. — On ne peut trouver le bout postérieur. — Il reste une fistule (Fleury, *Gaz. méd.*, 1858, page 371.) — Guérison.

2° Contusion du périnée chez un enfant d'un an. — Ponction. Cathétérisme possible après trois jours. (*Bull. de thér.*, tome XL, page 45.) — Guérison.

3° Vaste destruction de l'urèthre. — Tentative inutile pour retrouver le bout postérieur. — Il reste une fistule périnéale. (*Archives gén. de méd.*, 4ᵉ série, tome II, ext. des *Medico-chir. Transactions*, 1857.) Malade adressé à Syme par le Dʳ Boyd. — Guérison.

4° Cas cité seulement par Gerdy. (*Acad. méd.*, 1840.) — Guérison.

5° Cas de M. Cusco. — Tentatives inutiles pour trouver l'urèthre. — Ponction. (Thèse Larmande, 1867, page 25.) — Guérison.

6° Autre cas de M. Cusco. — Ponction. — Uréthrotomie externe. (Larmande, thèse citée.) — Guérison.

7° Plaie contuse du pénis et de l'urèthre. — Ponction par M. Nélaton. (Jallet, thèse, Paris, 1855. — Obs. Destouches et Desruelles.) — Guérison.

8° Cas de M. Giraldès. — Ponction et cathétérisme rétro-uréthral. (*Gaz. hôp.*, 1867, page 453.) — Guérison.

9° Cas de M. Guersant fils (1847). — La ponction a été faite par un chirurgien des environs de Meaux. La canule resté quatre mois. On fait le cathétérisme rétro-uréthral. (*Gaz. hôp.*, 1867, page 435.) — Guérison.

10° Cas de M. Voillemier. — Contusion du périnée. — Ponction hypogastrique. — · Recherche inutile du bout postérieur de l'urèthre. — Cathétérisme rétro-uréthral. (*Bull. Soc. chir.*, tome VIII, page 97.) — Guérison.

11° Cas d'un jeune homme cité *Journal des connaissances méd. chir.*, tome III, 2e année. — Guérison.

En somme, sur onze cas. — Onze guérisons.

§ II. — *Ponctions dans les cas de rétrécissement.*

1° Rétrécissement compliqué de fausse route. — État presque désespéré du malade. — Ponction hypogastrique. Inflammation de la paroi abdominale. — Ponction rectale. (Monod, Demarquay, Maisonneuve. — *Soc. chir.*, tome VI, 1re série, page 47.) — Mort.

2° Rétrécissement. — Fausse route. — La ponction ne rend point le passage perméable. — Au bout de quelques jours, on ne peut retirer la canule. Opération de Syme. (Ricord et Leroy d'Étiolles, *Soc. chir.*, tome VI, page 117.) — Guérison.

3° Rétrécissement infranchissable. — Ponction. — Le cathétérisme devient possible. (Demarquay, *Soc. chir.*, tome VIII, page 484.) — Guérison.

4° Nègre atteint de rétrécissements multiples. — Ponction. — La dilatation du canal devient possible. (Chassagnol, *Gaz. hôp.*, 1863, page 247.) — Guérison.

5° Le même sujet, sept ans plus tard, revient dans un état déplorable (odeur urineuse, diarrhée, etc.). — Ponction. — Il se manifeste du mieux; mais le cours normal ne peut se rétablir. — Au bout de deux mois, la cachexie purulente cause la mort. (*Gaz. hôp.*, 1863. — V. plus haut.)

6° Gonorrhée. — Rétrécissement enflammé. Fausse route. — Ponction. (Fleury, *Gaz. méd.*, 1858, page 371.) — Guérison.

7° Rétrécissement sans cause connue. — Rétention par inflammation. — Ponction. — La canule cause un abcès; on substitue la sonde en gomme. (Fleury, *loc. cit.*) — Guérison.

8° Rétrécissement. — Congestion cérébrale. — Urine par regorgement. — On veut faire le cathétérisme. — Rétention complète. — Ponction. (Fleury, *loc. cit.*) — Guérison.

9°, 10° et 11°. Trois ponctions chez le même sujet, de 1855 à 1859. Après les deux premières, Malgaigne put faire la dilatation. MM. Nélaton et Philipps firent la troisième, quoiqu'une bougie filiforme traversât le rétrécissement. (*Moniteur hôp.*, 6 janvier 1859.) — En somme trois guérisons.

12° Rétrécissement ancien. — Ponction. — La canule reste trois mois sans accident. (*Journ. de méd. et de chir. pratiques*, 1848, extrait de *The Lancet*, observation de Luke, chir. de l'hôp. de Londres.) — Guérison.

13° Rétrécissemsnt infranchissable. — Ponction par Malgaigne. Guérison. Le malade, sorti trop tôt, se présente l'année suivante chez Jobert dans un état déplorable. Comme le rétrécissement est encore perméable, on met une sonde à demeure, mais on ne peut empêcher la mort. (*Journ. de méd. et de chir. pratiques*, 1848.)

14° Autre cas de Malgaigne pour un rétrécissement. (*eodem loco*). — Guérison.

15° Deux ponctions chez le même sujet, par Malgaigne, pour un rétrécissement (*eodem loco*). Je ne sais si dans la première on a laissé la canule. — En tout cas on peut compter une guérison.

16° à 23°. Huit cas de la pratique de Sédillot pour des rétrécissements infranchissables. Deux seulement sont racontés avec détail. (*Gaz. méd.*, 1854, page 51, et *Méd. opératoire.*) — Huit guérisons.

24° Vieillard atteint de rétrécissement. — Ponction. — Le malade indocile ôte la canule. (Raconté par Malgaigne, *Gaz. hôp.*, 1847.) — Mort.

25° Rétrécissement. — Plusieurs rétentions. — Abcès du périnée. — Ponction. — Cathétérisme rendu possible par l'endoscope. (Velpeau, *in* Tillaux, thèse agrég., 1863, page 105.) — Guérison.

26° Rétrécissement perméable d'abord, puis infranchissable. — Ponction. (Cas de Malgaigne, *in* Jallet, thèse, Paris, 1855.) — Guérison.

27° et 28. Cas de Lallemand et Franc. — Rétrécissement et fistules, suites de contusions du périnée. — Ponctions. — Les fistules hypogastriques sont longtemps entretenues sans accident. (Franc, observations sur les rétrécissements de l'urèthre par cause traumatique, Montpellier, 1840.) — Deux guérisons.

29° Observation de Fleury, de Clermont. (*Gaz. hôp.*, 1866, n° 121.) Abcès du périnée, orchite, etc. — Guérison.

30° Observation Jarjavay. (*Gaz. hôp.*, 1865.) On recule devant la difficulté de l'uréthrotomie externe. — Ponction. — Guérison.

31° Observation personnelle. — Rétrécissement. — Fausse route. — Hémorrhagie. — Ponction. (Voir la 3ᵉ partie de ma thèse.) — Guérison.

32° Observation personnelle. — Rétrécissement. Mauvais état du malade. — Ponction. — Uréthrotomie interne. (Voir la 3ᵉ partie de ma thèse.) — Guérison.

33° Cas observé à l'hôpital Necker, il y a quatre ans et sur lequel je n'ai point de notes. — Il s'agit d'une ponction faite en ville pour un rétrécissement. — Le malade a guéri.

34° Cas dans lequel M. Chassaignac s'est servi de la ponction pour faire le cathétérisme rétro-uréthral. (*Bull. Soc. chir.*, tome VIII, page 112.) — Guérison.

35° et 36° Deux cas de Malgaigne. (*Gaz. hôp.*, 1846.) Rétrécissements enflammés. — Ponction. — Guérison.

37° Cas de Lenoir. — Rétrécissement et fistules du périnée par lesquelles sort toute l'urine. — Uréthrotomie. — On ne peut trouver le bout postérieur. — Ponction de la vessie. (*Gaz. hôp.*, 1857, page 439.) — Mort.

38° Cas de Malgaigne recueilli par M. Parisot. (*Revue médico-chirurgicale*, tome XVIII, page 372.) — Guérison.

39° Rétrécissement à la suite d'un traumatisme. — Rétention complète après quelques années. — Ponction. — Uréthrotomie interne. (Cas dû à l'obligeance de M. Gaillard, de Poitiers.) — Guérison.

Sur 39 observations, nous trouvons 35 guérisons et 4 morts.

Quelques-uns des succès ne se sont décidés qu'après des péripéties plus ou moins alarmantes. Ainsi, dans l'observation 2, la présence de la canule eût été certainement funeste si on ne fût intervenu. — Dans l'observation 7, cette canule a causé une inflammation de la paroi abdominale assez sérieuse.

Quant aux insuccès : dans l'observation 1, le malade était des plus gravement atteints. Il est vrai que la ponc-tion s'est ajoutée pour causer la mort, en étant le point de départ d'une inflammation grave.

Dans l'observation 5, l'opération amena un mieux sen-sible, mais l'état général finit par déterminer le décès au bout de deux mois. La ponction fut en réalité innocente.

Dans l'observation 24, il n'y pas de doute possible; la canule a été enlevée, l'infiltration urineuse s'est produite.

Pour l'observation 37, l'affirmation de Morel-Lavallée doit nous suffire, puisqu'elle n'a point été combattue par M. Demarquay qui avait parlé le premier du même cas.

En tout donc, 4 morts, dont une n'a pas été le fait de l'opération. Je la conserverai pour compenser les succès qui n'auraient pas eu lieu sans une intervention contre les accidents causés par la ponction elle-même.

En fin de compte : 35 succès, 4 revers.

§ III. — *Ponctions pour des affections de la prostate et du col de la vessie.*

1° Homme de 73 ans : hypertrophie de la prostate. — Réten-tion. — Ponction au bout de 7 jours. (*Journal des médecins praticiens*, 1866, page 258.) — Guérison.

2° Homme de 63 ans : varices de la vessie. — Prostate peu grosse. — Hémorrhagies. — Ponction. (Krause, *Journal des Connaissances médico-chirurg.*, 1846, *Revue des journ. allemands.*) — Guérison.

3°, 4° et 5° Hypertrophie de la prostrate. — Ponction. — Infiltration urineuse; pas d'autres renseignements. (Demar-quay, *Bull. de la Soc. chir.*, tome VIII, 1ʳᵉ série, page 484.) Un cas est commun avec Monod. — Trois morts.

6° Cancer de la prostate. — Piqûre de l'organe lors de la ponction. Après un mois, résorption purulente. (Monod, *Soc. chir.*, tome VIII, 1ʳᵉ série.) — Mort.

7° Autre cancer de la prostate. — Piqûre de l'organe, pas

d'accidents spéciaux. La ponction peut être considérée comme guérie. (*Loc. cit.* pour 6°.) — Guérison.

8° Vieillard de 76 ans : hypertrophie de la prostate. Fausse route. — Ponction. On peut passer le cinquième jour. (Fleury, *Gaz. méd.*, 1858, page 371.) — Guérison.

9° Vieillard de 79 ans : prostate très-volumineuse.—Double hernie. — Rétention. — Ponction. La canule est arrachée le deuxième jour. — Péritonite. (Fleury, *loc. cit.*) — Mort.

10° Vieillard de 70 ans : hypertrophie de la prostate. Rétention. — Cas désespéré. (Gimé, *Journal des Connaissances méd.-chir.*, tome III, 2ᵉ année.) — Guérison.

11° Vieillard de 68 ans : hypertrophie de la prostate et rétrécissement. — Accidents très-graves. — Ponction. (*Loc. cit.*, 1844, page 119.) — Guérison. Mais il est obligé de garder la canule. 14 ans après il la porte encore.

12° Vieillard de 65 ans : rétention d'urine par hypertrophie de la prostate. — Ponction. (Robert, *Gaz. hôp.*, 1847, page 281.)— Guérison. Il faut sonder le malade pour qu'il urine.

13° Autre vieillard : rétention après un voyage en chemin de fer. — Ponction. (Robert, *Soc. chir.*, 1858, discussion après le mémoire de Fleury.) — Guérison.

14° Cas de M. Richet. (Voir la deuxième partie de ma thèse.) Valvule prostatique. — Ponction. — Ablation de la canule. — Mort.

15° Vieillard de 70 ans : hypertrophie de la prostate et paralysie de la vessie. — Fausse route. — Ponction. (Verdet, *Journal de Chir.* de Malgaigne, tome IV, page 156.) La canule reste 14 mois. — Guérison.

16° Cas de M. Surmay chez un homme très-âgé.—Ponction. (Dodeuil, thèse, Paris, 1866, page 92.) — Guérison.

17° à 21° Cinq observations de la pratique de M. le professeur Gosselin (communication orale). *Deux succès.* — *Trois revers.*— Dans les deux autopsies que l'on put faire, il y avait infiltration urineuse. — Pour le troisième fait la mort fut attribuée à la même cause.

22° Cas de M. Richet dont parle M. Voillemier en traitant des inconvénients des adhérences. C'est un homme de 61 ans auquel M. Richet fit deux ponctions. (*Loc. cit.*, page 368.) Mais il n'est pas dit qu'on laissa la canule en permanence aux deux fois, de sorte que je ne puis compter qu'une opération régulière et une guérison.

Sur ces 22 cas, nous avons 13 guérisons et 9 morts.

Les observations 1 et 2, que je rapporte dans la seconde partie de ma thèse, n'ont présenté d'accidents que parce qu'on n'a pas agi avec prudence; la vie des malades n'a pas été réellement compromise.

Le sujet de l'observation 11 garde sa canule plus de quatorze ans.

Dans l'observation 15, on voit que celle-ci est portée depuis quatorze mois au moment où le médecin fait connaître le fait.

Parmi les insuccès figurent : cinq infiltrations urineuses le long de la canule (3, 4, 5, 19 et 20); une le long de la sonde en gomme (21); deux par ablation de la canule (9 et 14). Enfin une infection purulente, due probablement au cancer.

En résumé, nous avons un relevé de 72 cas, ainsi répartis :

39 pour des rétrécissements : 1/10e d'insuccès.

11 pour des plaies contuses du périnée et de l'urèthre : 11 succès.

22 pour des affections séniles : 1 sur 2 1/2 d'insuccès.

Quels enseignements tirer de cette statistique?

1° On voit que, chez des hommes en bonne santé, presque tous jeunes, une ponction nécessitée par le traumatisme est presque sans danger.

Les chances de succès diminuent pour les rétrécissements, parce que, dans le nombre, on rencontre des sujets épuisés par la souffrance et comme réduits aux conditions du vieillard.

Enfin, lorsqu'il s'agit d'affections séniles, les revers sont à peu près aussi nombreux que les succès. Les morts, fréquentes dans ces cas, proviennent de la détérioration de l'organisme; les inflammations faciles à se déclarer sont alors de mauvaise nature; la contractilité de la vessie est très-affaiblie; et l'urine purulente, corrompue par un long séjour dans son réservoir, détermine, en coulant le long des parois de l'instrument laissé à demeure, les plus graves accidents.

2° Il faut du reste tenir compte de la manière d'opérer et des soins consécutifs, car il est fort remarquable de voir une série non interrompue de succès avec quelques chirurgiens, tandis que d'autres n'ont que des revers.

3° La ponction offre des avantages et des inconvénients que nous allons examiner dans le prochain chapitre.

Avant de terminer celui-là, je tiens à exprimer le regret de ne pouvoir comprendre dans ma statistique divers cas indiqués par les auteurs, sans renseignements suffisants. Je vais en donner ici la liste à titre de complément :

M. Barrier (de Lyon) a fait sept fois la ponction, comptant autant de succès (Bron, thèse Paris, 1855).

Gerdy (*Bull. de la Soc. chir.*, tome V, 1re série, page 416) a eu recours un certain nombre de fois à la ponction hypogastrique; sans accidents à déplorer. Il la proposait comme première intervention contre les rétrécissements infranchissables.

M. Deguise (*Soc. chir.*, 1857) annonce également plusieurs réussites.

M. Pétrequin a vu mourir quelques opérés, un entre autres qui se trouvait dans les conditions de celui dont je parle plus loin (voir deuxième partie, chap. 1er).

Lucas-Championnière (*Journ. de Méd. et Chir. prat.*, 1848, art. 3713) parle de deux morts par infiltration urineuse.

Robert (*Journ. de Méd. et Chir.*, 1858) comptait dans sa pratique 7 ou 8 ponctions qui toutes ont réussi. Comme j'en ai rapporté deux pour des affections prostatiques, il en reste 5 ou 6 pour des causes non connues.

M. Monod a eu huit morts sur lesquelles trois sont signalées plus haut; donc cinq à compter dans l'énumération présente.

Enfin dans deux faits cités l'un par M. Richet, l'autre par Civiale (Spiess, thèse, Paris, 1866, pages 64 et 65), le trajet de la canule resta fistuleux; mais, en somme, il y eut guérison.

C'est en tout trente à quarante ponctions qui échappent à une comparaison rigoureuse, mais qui accusent environ un quart d'insuccès.

CHAPITRE III.

AVANTAGES ET INCONVÉNIENTS DE LA PONCTION HYPOGASTRIQUE.

§ I.

Il est presque inutile de dire que cette opération est, de beaucoup, la plus employée, les procédés par le périnée et le rectum étant généralement abandonnés pour les cas ordinaires. M. Giraldès cite cependant une exception (*Bul. Soc. chir.*, tome VIII, 1re série) : Cock, de Londres, chirurgien à Guy's-hospital a recueilli 40 observations de ponctions par le rectum, dans lesquelles il n'a eu que six insuccès.

La ponction rectale est réservée pour les malades extrêmement gras, et pour ceux dont la vessie s'est ratatinée, ou est retenue dans le petit bassin par des adhérences.

La supériorité réelle de la ponction sus-pubienne sur la périnéale et la rectale consiste surtout dans la facilité de l'opération et dans la possibilité de maintenir solidement un instrument à demeure sans gêner le malade. Il parait démontré aussi que d'une façon générale elle cause moins d'accidents. Son avantage au point de vue du traitement de la rétention est d'évacuer de suite l'urine, ce qui amène un soulagement immédiat et permet d'attendre l'intervention curative. Quant aux profits qu'elle donne contre la cause même du mal, ils diffèrent suivant les cas; j'en parlerai aux indications.

§ II.

Quelques-uns des reproches articulés contre cette opération sont fondés, à coup sûr, puisque par son seul fait elle a causé la mort; mais, comme des précautions convenables évitent en grande partie le danger, il ne faut pas pas s'exagérer la portée de ces inconvénients. — Passons en revue les principaux :

On a vu dans 3 observations de ma statistique que la canule avait été arrachée. Cet accident peut facilement se produire quand les moyens de fixité ne sont pas snffisants pour résister à certains mouvements inconsidérés, ou lorsque la vessie est vivement surexcitée par la présence du corps étranger. — L'infiltration urineuse mortelle qui en est la conséquence survient aussi quand le liquide coule le long des parois de l'instrument laissé à demeure.

Cet instrument a-t-il quelquefois abandonné la vessie sans sortir pour cela du ventre? Je n'en ai point trouvé d'exemple; mais, comme le fait est possible, on doit chercher à y parer. — La blessure du péritoine, rare dans la ponction de la vessie, n'est pas plus grave pour les cas simples que dans la ponction de l'ascite ou des kystes de l'ovaire. C'est l'opinion de la plupart des chirurgiens. mais ce qui la rend redoutable c'est l'épanchement dans la séreuse de quelques gouttes d'urine ou de pus; la péritonite alors n'est guère évitable et sa conséquence fatale. Il est probable que, dans l'obs rvation 5 du mémoire de M. Fleury, la mort ne fut si prompte qu'à cause de cet épanchement (l'autopsie ne fut pas faite).

L'inflammation de la paroi de l'abdomen et du tissu cellulaire du petit bassin a atteint quelquefois des proportions inquiétantes. La vessie, elle-même, s'est enflammée jusqu'à la gangrène, résultat dû à l'usage d'instruments mal appropriés.

Plusieurs auteurs, notamment Velpeau, redoutent la difficulté qu'a le liquide de remonter contre l'action de la pesanteur ; c'est en vérité un faible inconvénient, et, comme le dit M. Spiess (thèse citée), la position élevée du lieu de la ponction est plutôt un avantage, en ce sens que le liquide, séjournant dans la partie inférieure du réservoir urinaire, a moins de tendance à sortir ; il suffit d'une faible contraction de la vessie pour le faire monter de 7 à 8 centimètres au plus dans un canal facile à parcourir. — Réfutons maintenant une opinion que semblait adopter également le professeur Velpeau : on a cru pouvoir assimiler à un siphon la canule ou la soude laissée à demeure, rien n'est moins d'accord avec les lois de la physique. En effet le liquide contenu dans la vessie n'est pas soumis à la pression atmosphérique ; la canule n'est point , amorcée, et, le serait-elle, la longue branche se trouve dans le sens inverse de celui qu'elle devrait occuper. C'est Souberbielle qui le premier, je crois, a cherché à utiliser la théorie du siphon dans les opérations de taille hypogastrique ; il rendit très-longue la partie extérieure de la sonde, ajoutant une 2ᵉ algalie à l'extrémité de la première. Théoriquement son appareil pouvait fonctionner ; mais est-il possible de supposer que l'intervention de la vessie sera toujours nulle et qu'on fermera toujours assez tôt le siphon ?

On a signalé, comme conséquences tardives de la ponction, deux inconvénients dont nous allons apprécier l'importance : je veux parler des fistules persistantes à l'hypogastre et des adhérences de la vessie à la paroi abdominale.

1° La question des fistules se juge très-facilement par l'examen des faits, et on a plutôt à se plaindre de ce que l'orifice cherche à se fermer que de sa tendance contraire. — Ainsi, dans l'observation de Nick (Mondière), on dut refaire deux fois la ponction en onze ans ; l'oblitération se produisit également dans un des cas de Franc (*loc. cit.*).

Pour la plupart des malades, il suffit de quelques jours pour que la plaie se guérisse ; deux fois seulement la fistule a persisté (Spiess, p. 64 et 65) ; une d'elles a été signalée par Civiale qui du reste n'a pas fait mention de l'état de l'urèthre ; l'autre par M. Richet (le malade mettait son doigt sur l'orifice cutané lorsqu'il urinait). — Si le canal artificiel doit être maintenu, on y arrive sans difficultés.

Observation	Boyer,	on le maintient 3 mois.
Id.	Lucke,	id. 3 id.
Id.	Blondeau,	id. 4 id.
Id. (autre)	Boyer,	id. 5 id.
Id.	Verdet,	id. 14 id.
Id.	Votem (in Spiess).	id. plusieurs années.
Id.	(V. Statistique).	id. 14 ans.

Il suffit de renouveler de temps en temps l'instrument laissé à demeure, pour éviter les incrustations calcaires qui, elles aussi, sont à craindre.

2° Deux chirurgiens, MM. Boinet et Voillemier, ont prévenu contre les adhérences de la vessie à la paroi abdominale (*Bull. Soc. chir.*, tome VIII, 1re série) ; M. Chassai-

gnac qui leur répondit à ce sujet, n'admit point leur asser-
tion, et depuis cette époque rien n'a été dit, que je sache,
sur la question, jusqu'à l'ouvrage récent de M. Voillemier, auquel je vais essayer de répondre. (Voill. *Mal.
de l'urèthre*, p. 367).

L'auteur ne prétend pas que ces adhérences soient
constantes :

« Dans les cas mêmes où elles existent, si la canule est
restée peu de temps à demeure, elles peuvent être assez
peu nombreuses et assez peu solides pour être allongées ou détruites par les contractions de la vessie. Mais,
quand elles sont étendues et anciennes, il est évident
qu'elles empêcheront plus ou moins la vessie de revenir
sur elle-même. De là tous les accidents qui peuvent résul-
ter de l'altération des urines, lorsque ce viscère ne peut
se vider complétement. »

Je ferai observer d'abord que les adhérences de la vessie
à la paroi abdominale sont considérées par les chirurgiens
comme étant la règle, bien qu'on ne les ait pas encore
constatées très-souvent *de visu*; je puis citer pourtant
cinq autopsies : Noël (*Journ. Desault*, tome IV, p. 47);
Sandifort (Sœmmering) indiqué par M. Voillemier;
M. Surmay (Dodeuil, *loc. cit.*); Wolf de Bonn (*in* Mondière); Souberbielle (*in* Marjolin).

Dans d'autres circonstances on a reconnu leur présence
sur des malades au bout de trente-six à quarante-huit
heures par le fait de la sortie de l'urine à l'hypogastre,
après l'ablation de la canule, sans infiltration dans le
bassin. — Or aucun auteur n'accuse de troubles dans la
miction par l'influence de ces adhérences.

M. Voillemier dit, il est vrai, qu'elles peuvent céder à la
longue, quand on n'a pas trop longtemps maintenu la ca-

nule en place et que l'évacuation de l'urine redevient naturelle; mais sur quelles preuves fonde-t-il ses craintes à l'égard des adhérences plus anciennes? La pensée des inconvénients ultérieurs de ces connexions, si utiles dans les premiers jours qui suivent la ponction, lui vint en observant un enfant qui avait été atteint d'une péritonite grave :

« Ses voies urinaires étaient profondément altérées. Il n'urinait qu'avec de grandes douleurs, et ses urines contenaient une proportion considérable de pus. Le cathétérisme fut pratiqué pour s'assurer qu'il n'existait pas de corps étrangers dans la vessie. Les urines s'écoulèrent lentement. Comme je tenais à vider la vessie complétement, je comprimai avec douceur la région hypogastrique; mais, au moment où je retirai la main, je vis avec étonnement l'air entrer avec bruit dans la sonde.

« Ce fait se produisit à plusieurs reprises et de la même façon. Je ne savais à quoi attribuer ce singulier phénomène; quand, ayant interrogé les parents du jeune enfant, j'appris qu'à une époque qui remontait à un an environ, il avait eu une péritonite grave; que deux mois seulement après cette maladie, il avait commencé à uriner dans son lit pendant la nuit et à se plaindre d'uriner fréquemment pendant le jour; que six mois avant d'entrer à l'hôpital, il avait été pris de douleurs si vives du bas-ventre, qu'on crut à un retour de la première maladie. Au dire du médecin, il y avait une inflammation de la vessie qui fut traitée par les antiphlogistiques. L'enfant se remit difficilement, et, depuis cette époque, il n'a cessé de pisser du pus.

« Alors je supposai que la vessie n'était plus libre dans l'abdomen et qu'elle avait contracté des adhérences avec les parties qui l'avoisinent. Je ne pouvais m'expliquer autrement qu'elle suivît les mouvements d'abaissement et d'élévation des parois abdominales, au point d'aspirer l'air par la sonde, à la manière d'un soufflet. Le malade succomba, et l'autopsie justifia mes prévisions. Les reins étaient pleins de pus et entièrement désorganisés ; la muqueuse vésicale, tuméfiée, avait une apparence œdémateuse ; plusieurs petites ulcérations existaient à l'embouchure de l'uretère droit. — La vessie était adhérente à la paroi abdominale par toute sa face antérieure, et à la masse intestinale par sa face postérieure et ses côtés. » (Voillemier, *Mal. de l'urèthre*, 1868, p. 367.)

Ce qui se produisit dans la circonstance diffère beaucoup, on le voit, de ce qui a lieu d'ordinaire à la suite d'une ponction.

Dans celle-ci, un point très-limité de la vessie devient adhérent à la partie inférieure de l'abdomen, et en réalité se trouve plus élevé qu'à l'état normal ; mais pense-t-on que véritablement le poids constant du liquide et la contraction vésicale n'entraîneront pas dans tous les cas l'organe dans le petit bassin ? D'ailleurs, le changement de position de la vessie viendrait-il à persister, je ne lui crois pas d'importance ; car, d'après la physiologie, l'expulsion complète de l'urine se fait par le rapprochement de la face postérieure de l'organe vers la face antérieure. Ce mouvement me semble devoir être bien peu gêné quand il se produit des adhérences en avant.

Je suis donc fortement porté à croire que la cause véritable des troubles de la miction se trouve dans le développement exagéré qu'a subi l'organe pendant la rétention, et dans l'âge des sujets.

Parmi les malades dont parle M. Voillemier à l'appui de

sa croyance, un seul est jeune : c'est le carrier sur lequel il fît le cathétérisme rétro-uréthral (*loc. cit.*, p. 331).

Cet homme a gardé la canule à demeure pendant plusieurs mois et urine sans force depuis l'opération. Si même on passe une sonde par l'urèthre à la fin de la miction volontaire, on trouve encore trois ou quatre cuillerées d'urine. Je m'explique très-bien ce phénomène par une paralysie relative des fibres musculaires de la vessie qui, après la distension, n'est pas revenue à son volume primitif.

Quant aux autres malades cités par le même auteur, ils ont plus de 60 ans; or tout le monde sait qu'à cet âge il est fréquent de ne pouvoir vider en totalité la vessie, même par le cathétérisme, et qu'il faut presser sur le ventre pour évacuer la fin du liquide. — Lorsqu'on enlève la main, l'air entre dans le réservoir par la sonde, absolument comme l'indique M. Voillemier. J'ai eu maintes fois l'occasion de constater ce fait chez des vieillards pendant mon internat à Bicêtre et à l'hospice général de Poitiers.

DEUXIÈME PARTIE

CHAPITRE PREMIER.

DIAGNOSTIC DE LA RÉTENTION.

Lorsqu'on arrive près d'un malade atteint d'une rétention d'urine datant de vingt-quatre à quarante-huit
heures, il n'y a pas de doute possible, en général, sur la
nature de sa maladie; il s'agit seulement de déterminer
la cause qu'il faut combattre. — On voit cependant des
cas dans lesquels la suppression de la miction est loin
d'indiquer une accumulation de liquide dans la vessie
très-distendue : c'est qu'alors il y a anurie véritable, ou
un état particulier du réservoir qui l'empêche de se dé-
velopper et de faire saillie dans les points où il se trouve
ordinairement. Il est donc nécessaire au début de l'examen, après avoir reçu les renseignements principaux, de
constater l'état de la vessie.

C'est ce que les médecins font le plus souvent; malheureusement cette précaution a été quelquefois négligée, et toujours au préjudice du malade. Je citerai comme
preuve les deux accidents parvenus à ma connaissance.

Un médecin, aujourd'hui fort distingué, fut appelé, au
commencement de sa pratique, près d'un homme qui ne
pouvait uriner ; sans prendre les précautions suffisantes,
il fit la ponction hypogastrique. M. Jarjavay, à la bien-
veillance duquel je dois cet exemple, alors interne à l'hôpital Saint-Antoine, arriva trop tard et ne put que constater l'issue de matières fécales par la canule ; la mort
survint rapidement,

Il y a trois ans, un chirurgien renommé pratiqua l'uréthrotomie interne chez un malade atteint de rétrécissement ; la sonde à demeure ayant été enlevée par mégarde, il se produisit une rétention deux jours après l'opération. Sans savoir s'il y avait longtemps que le malade avait cessé d'uriner, et à la suite de faibles tentatives de cathétérisme, le médecin voulut aussitôt faire la ponction. Comme il n'avait point cherché les rapports de la vessie, il enfonça inutilement une première fois le trocart. Il lui fallut donc recommencer, et, au moment où il enfonçait de nouveau, l'urine sortit à plein canal : cette fois, bien que le liquide n'ait pas coulé par la canule, la vessie avait été atteinte, car il se produisit une vaste infiltration urineuse, et le patient mourut en quarante-huit heures. — L'autopsie montra des désordres considérables, et cependant le péritoine ne semblait pas lésé.

On a parfois du reste de sérieuses difficultés de diagnostic à surmonter, comme l'indiquent les observations suivantes :

OBSERVATION Ire.

I. M. le professeur Richet, chez un homme atteint d'une fracture du pubis avec rupture de l'urèthre et vaste infiltration d'urine, reconnut par la percussion une matité occupant toute la zone hypogastrique et remontant jusqu'à l'ombilic. Comme la malade n'urinait pas depuis plus de deux jours et éprouvait de terribles souffrances, l'habile chirurgien se décida à faire la ponction sus-pubienne, tout en déclarant qu'il était fort singulier que la vessie ainsi distendue ne pût être appréciée par le toucher rectal ; l'essai n'avait rien de nuisible dans la circonstance et ne s'opposait point à une intervention ultérieure d'un autre genre.

La ponction donna issue à un liquide séro-sanguinolent, ayant une forte odeur ammoniacale : il était dès lors évident qu'on avait affaire, non à une rétention dans la vessie, mais à une infiltration dans le bassin. M. Richet dut faire une large ouverture à la paroi abdominale antérieure, comme s'il voulait pratiquer la taille hypogastrique; le tissu cellulaire périvésical fut trouvé infiltré d'un liquide semblable à celui qui était sorti par la canule. Malheureusement le malade, très-affaibli et déjà intoxiqué, succomba au bout de huit jours. — Lors de l'autopsie, on trouva la fracture du pubis, la déchirure des aponévroses périnéales par des esquilles, et une vaste rupture de l'urèthre à la limite de la portion membraneuse. — C'était par cette voie que l'urine s'était infiltrée entre les aponévroses moyenne et supérieure, et de là dans tout le bassin. (Analyse de la *Gaz. des hop.*, 1859, page 438.)

OBSERVATION II.

Hôtel-Dieu de Lyon, M. Pétrequin. (Exam médical, 1842.)

Un vieillard, âgé de 63 ans, est apporté dans une salle de médecine pour des douleurs de ventre. On reconnaît qu'il n'urine pas. Le cathétérisme tenté à plusieurs reprises par l'interne de service, ayant été sans résultat, on fait passer le malade en chirurgie. Le lendemain il est admis dans la salle de M. Pétrequin.

Le premier jour, il souffrait beaucoup, non-seulement des douleurs addominales qui l'avaient fait entrer à l'hospice, mais aussi de diverses tentatives de cathétérisme qui avaient eu lieu, et notamment encore dans la journée. On lui prescrivit un lavement émollient, une potion calmante, un cataplasme laudanisé sur l'hypogastre, etc.; la nuit fut passable. Le lendemain M. Pétrequin constata l'état suivant : La région hypogastrique est le siége d'une vive douleur et d'une sensibilité morbide extrême; le ventre est développé, légèrement tendu, très-douloureux à la moindre pression, ce qui rend l'examen topographique difficile. M. Pétrequin porta son attention : 1° sur l'urèthre, 2° sur la vessie.

L'état du malade est peu rassurant; il est affaibli, comme épuisé par la maladie et par l'âge. Le pouls est fébrile; les traits sont affaissés; cet homme est affecté d'une surdité ancienne très-prononcée qui augmente les difficultés de l'interrogatoire clinique.

Il porte une hydrocèle du côté gauche, d'ancienne date, qui gêne pour conduire le cathéter.

Le méat est rétréci ; on le dilate ; on introduit ensuite une des sondes moyennes de M. Mayor, qui pénétre à 4 pouces et demi (12 centimètres). On en choisit une seconde plus petite, enfin une troisième en argent d'un faible calibre. Le bec s'arrête toujours au même point, c'est-à-dire au-dessous du pubis. M. Pétrequin croit reconnaître qu'il a été fait une fausse route en bas. En suivant la paroi supérieure du canal, il arrive sur un obstacle dur, résistant, fibreux, sur lequel le choc de la sonde fait entendre un petit bruit quand elle s'échappe en bas. En la laissant s'engager dans cette dernière direction, elle s'avance dans le cul-de-sac du bulbe qui paraît développé outre mesure et peut-être dilacéré. Le rétrécissement de l'urèthre s'annonce comme devant être considérable et son orifice très-fin, si toutefois il n'est presque pas oblitéré.

Ce malade a, depuis longues années, un rétrécissement qui l'avait beaucoup incommodé à diverses époques, et contre lequel un médecin avait plusieurs fois appliqué la cautérisation suivie d'une amélioration momentanée. Depuis longtemps il souffrait de la vessie.

La poche urinaire fut examinée d'abord par la région sus-pubienne : l'hypogastre était développé, la sensation y faisait sentir une tumeur dure ; la percussion y dénotait de la matité jusqu'à 3 pouces environ (8 centim.) de l'ombilic, dont la distance au pubis était ici d'environ 6 pouces (16 centim.). Néanmoins, la vessie ne se dessinait pas à travers les parois abdominales, et ne formait pas, au-dessus de la symphyse, cette saillie et ce relief qui caractérisent les distensions morbides du réservoir urinaire.

L'examen fut fait également par le rectum. M. Pétrequin trouva la prostate médiocrement tuméfiée, et crut pouvoir conclure que l'obstacle à la miction ne provenait point de cette glande. En arrière, la vessie dans son bas-fond paraissait peu sensible au doigt explorateur, et ne formait pas cette saillie bombée, cette espèce de cystocèle rectal qui accompagne d'ordinaire les rétentions d'urine. Le toucher, dans ces points, était médiocrement douloureux.

Ainsi le diagnostic, s'il s'éclairait d'un côté semblait s'obscurcir de l'autre par ces investigations, comme nous le discute rons plus loin. On prescrivit un grand bain, des cataplasmes sur le ventre, un lavement avec la graine de lin, une potion calmante, etc.

Le malade urine dans la soirée, la valeur d'un demi-verre. Le soir une nouvelle tentative de cathétérisme eut lieu; il y eut impossibilité d'arriver dans la vessie comme auparavant. Le soulagement qui avait suivi l'émission précitée du liquide fit suspendre jusqu'au lendemain une opération plus décisive.

Dans la nuit, l'interne de garde fut appelé, mais il fit de vains efforts pour faire passer le cathéter.

Le troisième jour au matin, M. Pétrequin se proposait de pratiquer la ponction de la vessie, et l'examen de la veille le faisait pencher, pour les motifs que nous dirons plus loin, pour la méthode recto-vésicale de Flurant, de Lyon, celle que paraît préférer S. Cooper. Les mêmes explorations furent répétées, elles fournirent les mêmes signes; ce qui porta à croire que la vessie n'avait pas subi une grande distension. Néanmoins, vu la gravité du cas, la ponction aurait été faite, sans les accidents généraux qui avaient empiré. Le malade semblait en proie à une affection chronique de l'abdomen. Il était très-affaibli; du reste, il ne présentait aucun des symptômes de la résorption; ni la transpiration cutanée, ni l'exhalation pulmonaire n'avaient une odeur urineuse. Le malade n'avait pas le goût d'urine à l'arrière-bouche; mais ses forces s'en allaient et le pouls commençait à ne se sentir qu'à peine au poignet. L'intelligence était parfaitement conservée. Une nouvelle tentative de cathétérisme fut pratiquée, mais sans plus de résultat. Les mêmes moyens furent continués; on donna un grand bain comme calmant et diurétique, dans l'espoir qu'il produirait le même effet que la veille.

Le malade mourut dans la soirée, il s'éteignit, pour ainsi dire, sans agonie. Trente-six heures après sa mort, M. Pétrequin en fit lui-même l'autopsie avec beaucoup de soin.

L'*hydrocèle* du côté gauche fut d'abord examinée. On trouva deux cavités indépendantes; l'une partielle et plus superficielle existait dans les lames du tissu cellulaire qui lui constituait plusieurs cavités sans communications avec la tunique vaginale. Cette dernière présentait un kyste ample, évidemment épaissi, comme fibreux, garni de quelques vaisseaux variqueux; elle contenait un liquide séreux assez limpide, dans lequel nageait

un corps parfaitement isolé, obrond, de la grosseur d'un pois
et d'une structure cartilagineuse.

M. Pétrequin n'avait pas rencontré de production analogue
dans les autopsies de ce genre qu'il avait eu occasion de faire.
Il fit remarquer, en outre, deux petites végétations fibro-carti-
lagineuses, grêles et allongées, qui s'élevaient de la tunique
fibreuse du testicule. Cet organe était évidemment à demi
atrophié.

La région hypogastrique fut disséquée avec précaution; le
péritoine descendait à 6 ou 7 lignes (1 centim.) du pubis. Le
tissu cellulaire pariétal était fortement engorgé et épaissi au
point qu'au niveau du pubis il avait une épaisseur d'environ
15 lignes (près de 3 centim.); et à 1 pouce et demi au-dessus
du pubis, son épaisseur était encore de 10 à 12 lignes (22 millim.). Toutes ces parties étaient évidemment enflammées. La
portion réfléchie du péritoine fut suivie à quelque distance.
Une phlegmasie profonde y existait, et avait déterminé dans
quelques points des pseudo-membranes; une sécrétion purulente s'étendait dans une plus grande étendue, jusqu'aux fosses
iliaques, et remontait jusqu'auprès de l'ombilic. Elle paraissait
ancienne.

Quant à l'induration avec épaississement du tissu cellulaire,
elle formait une couche épaisse qui s'élevait jusqu'à près de
3 pouces au-dessus de la symphyse. Sur le cadavre on y trouvait de la matité.

On chercha la vessie qui se trouvait profondément enfoncée
dans le petit bassin; elle contenait un peu de liquide.

Du côté du rectum elle ne formait qu'un relief étroit, peu
sensible.

Sa capacité était singulièrement rétrécie; elle égalait au plus
le volume de deux noix, et ses parois étaient fortement épais-
sies; on trouvait des traces manifestes d'une cystite chronique.
La prostate était peu tuméfiée, soit du côté du rectum, soit du
côté de la vessie; elle ne présentait rien de notable, sauf deux
lacunes dont nous parlerons plus loin.

L'urèthre présentait une coloration foncée de la muqueuse.
En avant du ligament de Carcassonne, sous le pubis, existait
un rétrécissement considérable qui n'aurait pu admettre une
bougie d'un diamètre d'une demi-ligne (1 millim.); sa longueur
était d'environ 4 à 5 lignes (10 millim.); il offrait deux brides

situées à la partie inférieure. La muqueuse était épaissie, ainsi que le tissu cellulaire sous-muqueux ; le rétrécissement avait une consistance comme fibreuse très-dense.

En avant existait une fausse route dans le bulbe, dont le cul-de-sac était déchiré. Cette nouvelle voie se terminait en impasse à 4 ou 5 lignes plus loin (plus d'un centim.), sans infiltration de sang ni d'urine, ce qui est facile à comprendre.

Au delà, le canal n'offrait pas ce développement exagéré qu'il présente d'ordinaire dans les cas de ce genre, ce qui fit penser que l'urine devait être sécrétée en petite quantité ou qu'elle devait être retenue par quelque obstacle placé plus haut. La prostate offrait deux lacunes ou culs-de-sac très-prononcés qui paraissaient correspondre à ses orifices excréteurs dilatés outre mesure.

Ces circonstances nécessitaient un examen attentif des reins et des uretères ; ces derniers conduits n'étaient pas distendus. Le rein gauche ne parut pas malade ; il y avait seulement un peu de congestion ; le rein droit n'était pas non plus profondément altéré ; il n'y avait ni hypertrophie ni inflammation tranchée de sa substance ; seulement on trouva un peu de pus dans les orifices du bassinet.

Cette observation prête à plusieurs réflexions dignes d'intérêt. M. Pétrequin fit remarquer ici qu'il y avait une cause d'erreur difficile à éviter dans le diagnostie. L'induration du tissu cellulaire sus-pubien avait donné lieu à une matité très-sensible dans une étendue de 3 pouces, ce qui aurait pu faire croire à la présence de la vessie ; mais il fit observer que dans les distensions de cet organe, il se produit sur les parois abdominales une saillie dont le relief dessine la forme du réservoir urinaire ; l'absence de ce signe avait détourné le chirurgien de a ponction hypogastrique, et il devra être pris en grande considération quand il s'agira de faire cette opération.

Une autre particularité se trouve dans les rapports anatomiques du péritoine. Ici, malgré l'engorgement énorme dont nous avons parlé, cette membrane descendait jusqu'à 6 ou 7 lignes (11 millim.) du pubis, etc.

OBSERVATION III.

Hôtel-Dieu de Clermont-Ferrant, M. Fleury. (Extr. Gaz. hôp., 1866, p. 482.)

Un aubergiste de la Montagne, âgé de 50 et quelques années, éprouvait depuis longtemps des douleurs rhumatismales ; il était en outre sujet à la gravelle, et parfois il lui arrivait de rester douze heures sans uriner.

L'hiver dernier, à la suite d'une crise assez semblable aux autres, le cours des urines s'arrête. Pendant la journée, le malade s'en préoccupe peu, croyant qu'au bout d'un certain temps, l'accès finira comme les autres ; mais la nuit se passe, une partie de la journée s'écoule, la miction est impossible. Il croit éprouver des besoins d'uriner ; tous les efforts qu'il tente pour les satisfaire sont infructueux, la tête se monte, on envoie chercher un médecin qui habite dans les environs. Celui-ci, après quelques tentatives infructueuses, ne peut traverser l'urèthre qui présente un obstacle assez résistant, et il conseille au malade de se rendre à Clermont.

Cet homme, qui est très-obèse, a naturellement l'abdomen développé ; il est donc bien difficile de sentir la saillie formée par la vessie. Il éprouve, nous dit-il, un besoin incessant d'uriner qu'il ne peut satisfaire. Une sonde d'argent introduite dans l'urèthre est arrêtée au niveau de l'arcade du pubis. Une sonde en cooutchouc, munie d'un mandrin de courbures différentes, n'arrive pas plus facilement ; une petite bougie à boule leur est substituée, elle pénètre avec facilité, mais en s'incurvant au niveau de la symphyse pubienne. On la remplace par une sonde sans mandrin qui arrive avec la même facilité. Une injection d'eau tiède pratiquée dans la vessie ressort presque immédiatement ; nul doute, par conséquent, que le réservoir urinaire ne soit vide. Pour plus de sûreté, cependant, on fixe la sonde au gland ; mais la nuit suivante, le rétablissement du cours de l'urine dénote que les reins ont repris leurs fonctions et que le malade avait confondu un défaut de sécrétion avec une rétention.

Lorsque M. Fleury revoit le malade dans la journée, il le trouve levé, mais il est frappé par une légère claudication qui est l'effet d'une longueur inégale des deux membres pelviens.

Le bassin est légèrement déprimé du même côté, ce qui peut
faire croire à l'existence d'une ancienne coxalgie rhumatis-
male. Il est probable que cette difformité a déterminé une
déviation de l'arcade du pubis, que l'urèthre y a participé et
qu'on ne peut le parcourir qu'en employant des sondes flexi-
bles capables de s'accommoder aux courbures du canal. Combien
auraient pu être graves les conséquences de cette erreur de
diagnostic? Des tentatives réitérées de cathétérisme pouvaient
entraîner la formation d'une fausse route au canal et provo-
quer une inflammation suppurative avec toutes ses conséquences. Dès l'instant où le cours des urines ne pouvait être rétabli par la voie normale, on devait lui en créer une artificielle,
et on peut juger des effets qu'aurait eus la ponction hypogastrique d'une vessie qui était vide.

Ces diverses observations et les faits que M. Constantin
Paul a rapportés à la Société anatomique en 1862, prou-
vent suffisamment qu'il ne faut pas se contenter d'un
examen superficiel; à mon avis, les précautions suivantes
doivent être prises :

Le malade étant couché sur son lit, le corps en demi-
flexion, de manière à relâcher la paroi abdominale, on
remarque souvent sur cette paroi une saillie ovoïde à
grand diamètre médian, elle part du pubis et remonte
vers l'ombilic. Ce résultat a déjà son importance, mais
n'est pas constant; de plus sa constatation perd beaucoup
de valeur si la tumeur s'étend légèrement sur les côtés.
Il faut donc avoir recours à la percussion, soit avec le
plessimètre, soit avec les doigts. La matité, constatée de
bas en haut, le long de la ligne blanche, est complète
jusque vers la limite de la tumeur; là, elle devient submatité, ce qui signifie, comme M. Piorry l'a particulière-
ment indiqué, que l'organe se trouve encore sous le
doigt, mais qu'au-dessus ou au-dessous existe une partie
sonore. Cette submatité atteint, d'après mes recherches
sur le cadavre, une étendue de 1 centimètre environ.

Deux fois, sur des sujets tout à fait normaux du côté de l'abdomen, je l'ai trouvée plus considérable, un peu difficile même à distinguer de la vraie matité ; et je n'ai point manqué de constater après l'incision des parois du ventre qu'il y avait des anses intestinales interposées. La cause bien simple de ce phénomène était un commencement de congélation qui avait gêné l'ascension de l'intestin chassé par mon injection dans la vessie.

J'insiste sur les moyens de reconnaître exactement la hauteur du réservoir urinaire, parce que cette élévation permet de déterminer, ainsi que je le démontrerai plus loin, à quel niveau s'élève le cul-de-sac péritonéal.

La percussion dans le sens transversal est également très-utile : elle donne un son mat au centre de l'hypogastre et une sonorité de largeur sensiblement égale dans les deux flancs ; celle-ci ne changeant point de place, quelle que soit la position du malade, est un bon élément de diagnostic ; on est certain que la saillie du ventre n'est pas due à un épanchement abdominal.

Les signes précédents bien constatés sont suffisants, je n'en doute pas ; cependant on sait quel développement en épaisseur atteignent parfois les parois de l'abdomen : il est probable que le plessimètre le plus expérimenté aurait donné peu de résultats dans le cas de cet avocat qui pesait 400 livres après sa mort, et dont le ventre descendait plus bas que ses genoux (Franck, *in* Boyer, *Malad. chir.*, 4ᵉ édit., t. IX, p. 130). Il faut donc avoir recours au toucher rectal qui donne une tumeur arrondie, transmettant la sensation de flot à la main placée sur l'hypogastre. Si cette impression est obscure, ce doit être à cause de l'épaisseur des parois de la vessie et de la couche graisseuse qui double la peau. J'ai toujours trouvé la saillie rectale de la vessie dans les circonstances diverses où je l'ai cherchée; je ne crois pas qu'elle puisse faire défaut malgré quelques assertions contraires (Huguier, *Soc. chir.*, 1857). Le toucher anal permet en même temps de constater l'état de la prostate; il est bon de le faire de suite pour éviter de revenir à une manœuvre toujours désagréable pour le médecin comme pour le malade.

CHAPITRE II.

TRAITEMENT AVANT LA PONCTION.

Le diagnostic de la rétention établi, il faut s'occuper d'y remédier par les voies naturelles. — Je ne puis, sans m'écarter de mon sujet, entrer ici dans le détail des moyens plus ou moins efficaces de faire promptement uriner; je mentionnerai seulement l'action du froid, recommandée par J.-L. Petit, celle de la marche, et autres moyens empiriques, le plus souvent sans effet. Le cathétérisme et les antiphlogistiques sont autrement sérieux.

Les procédés pour évacuer l'urine sont très-nombreux : les ouvrages spéciaux abondent de recettes qui ont toutes leur utilité suivant les cas. — Nommons tout d'abord le cathétérisme explorateur avec la bougie à boule; il révèle le point où siége l'angustie, qu'elle ait sa cause dans le canal lui-même ou dans une tumeur voisine. D'après le siége et la nature de l'obstacle, on aura recours, soit aux bougies fines, droites ou tortillées, au tube de Mercier, à l'endoscope, enfin au cathétérisme à la suite, aux sondes à grande courbure et de gros volume, sondes à béquille, etc. Après des tentatives longtemps prolongées, avec un calme parfait, sans la moindre violence, si l'on n'a pas réussi, on a recours aux moyens médicaux.

Quelques auteurs préfèrent insister tout d'abord sur cette médication; ils ne sont pas blâmables à coup sûr s'il y a une indication formelle; si, lorsqu'ils sont appelés, il y a déjà une très-grande irritation des voies urinaires; mais il faut bien savoir que les antiphlogistiques réussissent assez rarement, qu'on s'expose beaucoup à perdre un temps utile, et que des manœuvres bien faites sont plus sûres, sans trop ajouter à l'inflammation préexistante.

Les moyens que nous fournit la médecine sont également nombreux : saignée du bras, sangsues au périnée mises en grand nombre, bains tièdes prolongés, application de pommade belladonée et de cataplasmes, lavements narcotiques, usage de l'opium à haute dose très-vanté par les Anglais, etc., etc.

Si rien n'a agi, on revient au cathétérisme; mais toutes ces tentatives demandent beaucoup de temps, le malade est en proie à des angoisses déchirantes; est-il prudent de temporiser encore? non, certainement. — Bien souvent au contraire, nous ne devons pas passer par la longue liste des essais que je viens d'énumérer; il faut se hâter d'obtenir un résultat plus prompt : la sagacité et la science du médecin lui dicteront sa conduite. Qu'il sache bien que les lois de la médecine sont les mêmes pour toutes les maladies : une médication débilitante sera aussi inefficace pour une rétention d'urine que pour toute autre affection chez des sujets si souvent cachectiques qui traînent misérablement leur vie de souffrance en souffrance. Qu'on emploie largement les évacuations sanguines pour les hommes vigoureux atteints d'un traumatisme récent, ou d'une inflammation due à des excès; que la belladone et l'opium combattent une irritabilité excessive; enfin qu'on ait recours de bonne heure à l'intervention chirurgicale, si on a affaire à un malade profondément altéré, chez lequel il y a des vomissements, tendance à la syncope, et menace de la rupture de la vessie.

Il ne serait peut-être pas sans intérêt de chercher le temps au bout duquel le danger devient imminent; mais je craindrais de trop m'avancer en donnant un résultat. Tout le monde sait en effet les causes nombreuses qui modifient les phénomènes réactionnels: quantité de liquide ingéré, volume ordinaire de la vessie chez chaque individu, vitalité de cet organe, impressionnabilité différente pour chacun. Tout ceci explique comment certains sujets ont pu supporter sept jours de rétention (obs. 4), d'autres, quatre jours, et comment des malades ont au contraire éprouvé des souffrances intolérables au bout de douze à vingt heures. — Il faut bien le dire cependant, c'est en général après trente-six ou quarante-huit heures qu'il devient d'absolue nécessité d'intervenir.

Le moment n'est pas venu d'établir le parallèle des différents moyens à employer, et de donner les indications diverses qui se présentent; je tenterai de le faire dans une autre partie de cette thèse.

Considérant ici la discussion terminée, je suppose que le patient doit subir la ponction hypogastrique de la vessie et je vais exposer cette opération telle que je la comprends pour la plupart des cas.

CHAPITRE III.

PONCTION DE LA VESSIE.

§ Ier. *Instruments nécessaires.*

1° un bistouri ou une lancette ; 2° un trocart droit ordinaire enduit de cérat ; 3° une sonde en gomme élastique munie de son fosset passant à frottement doux dans la canule du trocart ; 4° des ganses solides, du fil, du collodion ou de la cire à cacheter.

§ II. *Opération.*

Le malade dont on a constaté la liberté du ventre est couché sur le bord de son lit, les jambes écartées pour recevoir un bassin, la tête et le reste du corps en extension. Le chirurgien placé à sa droite, après avoir cherché avec le doigt la symphyse pubienne, mesure par la vue 2 à 3 centimètres et fait avec la lancette ou le bistouri une légère incision à la peau ; alors il enfonce environ 6 centimètres du trocart perpendiculairement à l'axe du corps. Aucun effort n'est utile, car les tissus sous-cutanés, y comprise la vessie, se divisent facilement, presque sans douleur ; enfin on retire le poinçon, en même temps qu'on enfonce la canule ; cette précaution est importante comme je le démontrerai plus tard.

On laisse couler l'urine pour satisfaire la vessie très-excitée par la distension, puis on introduit la sonde en gomme élastique jusqu'à la moitié de sa longueur, et on la maintient en place d'une main tandis que de l'autre on retire la canule. On doit choisir pour cette mutation le moment où la contraction vésicale est épuisée. Pour fixer

la sonde, on emploiera avec avantage deux longues ganses plates attachées d'abord sur l'algalie près du ventre,
et fortement nouées derrière le dos ou sur le côté; pour
plus de sûreté on immobilise le point d'attache à la sonde
par un fil s'entre-croisant sur la ganse; enfin on recouvre
le tout d'une épaisse couche de collodion, ou mieux de
cire à cacheter. Un cerceau doit après l'opération protéger
constamment le malade contre ses couvertures.

Au bout d'une heure environ, on ôte le fosset, et on ne
manque pas d'y revenir toutes les deux heures pendant
les trois premiers jours au moins: le plus souvent le liquide s'écoule avec un jet faible; il ne faut au reste
jamais presser sur le ventre et laisser la vessie agir seule.
— Vers le quatrième jour, le réservoir adhère aux parois
de l'abdomen; dans cet état on peut sans inconvénient
attendre pour le vider que le besoin d'uriner se manifeste.
On a remarqué que lorsqu'on n'inclinait pas suffisamment
la sonde vers l'urinal, il descendait le long quelques
gouttes d'urine; on évitera que la plaie en subisse le contact en maintenant autour de la sonde, par des bandes
de diachylon, une compresse, en plusieurs doubles, fendue
jusqu'à son centre et cératée sur la face inférieure, qui
repose sur le ventre.

Une bonne précaution à prendre après la ponction, si
le liquide est épais et purulent, est d'ordonner au
malade des boissons émollientes, qui font, par l'eau
qu'elles contiennent, une sorte de lavage dans la vessie et
apaisent l'inflammation. En cas d'infiltration, l'urine ainsi
modifiée ne serait pas autant à redouter que le bourbier
fétide qu'on rencontre si fréquemment, surtout chez les
vieillards. (Maisonneuve *in* Reliquet, thèse; Paris, 1865,
page 43.)

Jusqu'à la fin de la première semaine, il ne reste plus qu'à surveiller de temps en temps l'état des liens et à s'assurer que le malade ne laisse pas trop distendre sa vessie. — S'il se produisait autour de la plaie un peu d'inflammation, on mettrait des cataplasmes. — Vers la même époque, on devra vérifier par la mobilité de la sonde s'il ne s'est pas fait de dépôts calcaires, cas dans lequel on mettrait une autre algalie : la substitution est facile, presque indolore, parfois pourtant les rugosités font venir une goutte de sang. — Quant au diamètre de la nouvelle sonde, on peut le diminuer progressivement, si on n'a pas intérêt à prolonger la fistule hypogastrique. En effet on remarque que les chairs bourgeonnent sur ses parois et les resserrent; la présence de ces bourgeons explique la rapidité avec laquelle arrive souvent l'occlusion.

Quand l'urine sort facilement par l'urèthre, on enlève tout instrument et on attend de la nature la guérison qui vient très-rapidement; des soins de propreté seuls sont nécessaires jusqu'à ce que l'ouverture de l'hypogastre soit complétement fermée. Lorsque la plaie a peu de tendance à guérir, il faut cautériser légèrement.

L'époque précise de la guérison est difficile à indiquer, le temps nécessaire à son achèvement variant, d'après les observations, de quelques jours à plus de deux mois. Les causes qui retardent la formation de la cicatrice sont la longue durée du canal artificiel, le manque de soins et les exercices violents. Assez ordinairement la solution de la peau disparaît en quinze ou vingt jours.

Il me reste à mentionner ici une remarque suggérée par la lecture de quelques observations : certains médecins ont tendance à retirer trop tôt la canule ou la sonde laissée à demeure ; il en résulte, si le premier obstacle reparaît, qu'ils sont obligés de faire une nouvelle ponction et de la surveiller comme la première, ou ils s'exposent à causer des accidents graves, tels que rupture des cicatrices, abcés urineux, etc.

On en voit des exemples dans les faits suivants, curieux à plus d'un titre :

OBSERVATION IV.

Rétention d'urine datant de sept jours ; ponction sus-pubienne ; incidents divers. Guérison. (Journal des médecins praticiens, p, 258, 1866).

Le 26 décembre 1864, je fus appelé, dit l'auteur, près de M. C...., vieillard de 73 ans, qui, depuis deux jours, n'avait pas uriné. Je trouvai le malade en proie à du délire et à des convulsions épileptiformes tellement violentes que trois hommes avaient peine à le contenir. Inutile de dire que la vessie était excessivement distendue. Je voulus, avec l'algalie de trousse, évacuer l'urine, mais l'état couvulsif de M. C... ne le permit pas. Plus tard, un peu de calme étant survenu, je le mis à profit pour essayer de nouveau le cathétérisme ; à cet effet, j'eus recours à des sondes de calibres divers, toutes s'arrêtèrent à la région prostatique, et je me vis forcé de renoncer pour le moment à pénétrer dans la vessie ; je prescrivis une application de quinze sangsues à l'anus et un bain très-prolongé.

Le 27, même situation, mêmes tentatives que la veille ; même insuccès. J'invoquai le secours d'un confrère qui ne fut pas plus heureux que moi.

Le 28, voyant l'inutilité de nos efforts, nous proposons la ponction vésicale ; le malade ne la rejette pas absolument mais il veut temporiser jusqu'au 30, et, en effet, à cette date, c'est-à-dire alors que la rétention d'urine compte sept jours de durée, la ponction est pratiquée à l'aide d'un trocart courbe, sur la ligne blanche, à 5 centimètres au-dessus du pubis. De l'urine bourbeuse, un peu rouge, s'écoule lentement et en grande quantité par la canule, toutefois la vessie n'est pas vidée en entier dans la crainte que celle-ci n'abandonne l'instrument. On fixe la canule avec du coton, après l'avoir bouchée avec un fosset, et l'on a soin de faire uriner le malade toutes les trois ou quatre heures, toujours avec la précaution indiquée plus haut.

Cependant il arriva ce qu'on voulait éviter, mais cela par la faute involontaire du malade qui, deux jours après l'opération, fit, en voulant se mettre sur son séant, un effort pendant lequel la canule s'échappa. Heureusement l'ouverture de la vessie et celle de la paroi abdominale ne cessèrent pas, grâce aux adhérences déjà formées, d'être en correspondance directe et intime. Il n'y eut dès lors pas d'épanchement urineux, mais une fistule urinaire qui, jusqu'au 12 janvier, laissa couler l'urine d'une manière continue. A cette date, dix-neuvième jour de la maladie, une bougie conique très-fine pénétra dans la vessie. Dès ce moment le cathétérisme fut facile; on le pratiqua quatre fois les vingt-quatre heures, et tous les jours on fit une injection d'eau tiède pour combattre la cystite légère, dont la rétention s'était compliquée.

Les choses marchant bien, on pouvait espérer ainsi qu'aucun accident ne viendrait troubler la convalescence, lorsque le 1er février, le cathétérisme redevint impossible pendant vingt-quatre heures ; la fièvre qui avait cédé reparut avec intermittences du pouls, la vessie se distendit et les urines cherchèrent à se créer une issue par l'ancienne ouverture. Un abcès se forma dans ce point, précédant l'urine qui, après l'écoulement provoqué du pus, se fit jour au dehors comme auparavant. Néanmoins cette espèce de rechute ne fut que temporaire, l'urèthre ne tarda pas à redevenir perméable; on revint au cathétérisme répété et aux injections ; puis au bout de quelque temps, ce malade rendit un peu d'urine par les voies normales, et le 5 mars, il allait tout à fait bien.

Le 29 avril dernier, la santé de M. C... était aussi bonne que possible.

A la même époque, l'auteur a traité un vieillard atteint de la même affection. Ce malade est mort rapidement, n'ayant pas voulu accepter la ponction.

OBSERVATION V.

Rétention d'urine causée par des hémorrhoïdes de la vessie; nécessité de la ponction de cet organe; par M. Krause. (Journ. des connaissances méd. chir., 1846,
2e semestre; revue des journ. allemands)

Un homme de 63 ans, de haute stature, eut il y a seize ans,
des hémorrhoïdes volumineuses, qui s'étranglèrent et que l'on
fut obligé d'opérer; il en eut une seconde atteinte il y a cinq ou
six ans. On parvint à calmer les accidents sans opération. Vers
la même époque, il eut une hernie inguinale volumineuse qui
l'incommoda beaucoup depuis.

Dans le courant de juillet 1843, ce malade eut une rétention
subite d'urine avec ténesme vésical, six heures après avoir
uriné avec la plus grande facilité. On fut obligé de sonder le
malade qui urina ensuite librement jusqu'au mois de septembre où il survint une nouvelle rétention. La prostate fut
trouvée médiocrement tuméfiée; au pourtour de l'anus il existait des tumeurs hémorrhoïdales de 2 centimètres de longueur environ. Il y avait du ténesme vésical avec des déman-
geaisons au méat. Le malade fut sondé sans trop de difficulté;
on prescrivit des sangsues à l'anus, des fomentations narcotiques au périnée et des purgatifs pour combattre la constipation qui s'était surajoutée à ces symptômes. Le soir et le sur-
lendemain on dut sonder de nouveau le malade : mais le ténesme avait disparu. Au bout d'une huitaine de jours le malade
put retourner à ses occupations habituelles.

Le 31 mai de l'année suivante, le malade éprouva une nouvelle rétention d'urine, à la suite d'un refroidissement. Le cathéter ne put, de cette fois, franchir le col de la vessie; chaque
fois qu'on le retirait, il sortait une grande quantité de sang
mélangé à des mucosités et à de petits caillots. L'état du malade devint alarmant, au moral surtout. On eut recours à des
cataplasmes narcotiques, à des lavements antispasmodiques et
au camphre administrés à l'intérieur, ce qui calma un peu les
symptômes nerveux, mais seulement pour un instant; car ils
reparurent au bout d'une demi-heure : une nouvelle tentative
de cathétérisme fut suivie de violentes douleurs et d'hémorrhagie. Les accidents augmentèrent et rien ne put les calmer. Le
malade n'avait pas uriné depuis trente heures et était en proie

aux plus cruelles angoisses; la vessie avait le volume de la tête d'un enfant et ne pouvait supporter le moindre attouchement. On résolut d'en pratiquer la ponction.

Celle-ci fut faite le 1er juin à 2 centimètres environ au-dessus de la symphyse pubienne; elle donna issue à une grande quantité d'urine trouble. Le malade se sentit fort soulagé. *Une sonde en gomme élastique fut introduite à demeure* et des applications froides furent faites sur l'hypogastre. Le ténesme vésical cessa. Le 3 juin, on put faire pénétrer par l'urèthre jusque dans la vessie une sonde de gomme élastique qui procura la sortie d'une assez grande quantité d'urine sanguinolente. On supprima alors l'ouverture sus-pubienne; et le cathéter uré-thral laissé à demeure fournit de l'urine toute la journée. Les jours suivants les douleurs disparurent et l'on put sonder faci-lement le malade.

Le 16 juin, l'ouverture sus-pubienne étant cicatrisée, on cherche à faire uriner le malade seul; mais il ne peut y par-venir.

Le 18, nouvelles tentatives pour faire uriner le malade seul; elles n'aboutissent qu'à faire rompre la cicatrice sus-pubienne par laquelle il sort environ deux cuillerées d'urine et de pus. On replace la sonde. Le 24, autres tentatives amenant les mêmes résultats. Le 30, par suite de ces ruptures successives de la cicatrice, il se développe à l'entour de la petite plaie une tumeur qui acquiert le volume d'un œuf. Quelques jours après cette tumeur s'affaissa; en même temps, il sortit par l'urèthre un peu d'urine mêlée de pus, et les douleurs disparurent. On sonda le malade, il sortit du pus et des petits caillots en quan-tité considérable; le soir, le ténesme vésical revint, la plaie sus-pubienne se rouvrit; il en sortit du pus et de l'urine. Le ma-lade eut du délire le soir, cependant il dormit bien. Le lende-main, il fut agréablement surpris de voir qu'il pouvait pour la première fois uriner seul et sans douleurs. Il sortit un peu de pus et d'urine par la plaie. Le malade put dès lors uriner seul.

Le mois suivant, le malade put se lever, la plaie hypogas-trique était cicatrisée, l'urine était néanmoins encore chargée de mucus.

Cette dernière observation a le double intérêt de donner la symptomatologie des hémorrhoïdes vésicales, affection relativement rare (lire sur ce sujet le mémoire de Duclos, de Méru, sur la rétention d'urine causée par des varices du col de la vessie; *Gaz. hebd.*, 1864), et de faire voir combien il peut être pernicieux de trop se hâter de fermer la plaie hypogastrique, car si le malade a guéri, de même que celui de la précédente observation, on n'en comprend pas moins jusqu'où peuvent s'étendre les accidents, lorsqu'on néglige de créer une nouvelle issue : péritonite de voisinage, inflammation suppurée des parois de l'abdomen, et surtout vaste infiltration urineuse.

CHAPITRE IV.

EXAMEN CRITIQUE DES POINTS PRINCIPAUX DE L'OPÉRATION.

§ Ier. — *Préliminaires.*

Le premier soin du chirurgien doit être de s'assurer de la liberté du rectum ; la distension par les matières fécales pourrait avoir de graves inconvénients, si elle était grande, ainsi que cela se présente quelquefois chez les vieillards sujets à l'atonie des sphincters et à la congestion des organes du bassin ; elle exposerait à piquer la paroi postérieure de la vessie pendant la ponction et, plus tard, à faire gangrener cette paroi si on l'abandonnait au contact d'une canule. Ces dangers, il est vrai, sont réduits presque à néant, dans l'opération au trocart à l'hydrocèle, suivi de l'introduction d'une sonde en gomme ; mais il n'en serait pas de même après la ponction ordinaire, comme l'a fait récemment observer M. Voillemier (*Mal. des voies urin.*, t. I, p. 385).

L'attitude du malade est préférable en extension, suivant moi, bien que la plupart des auteurs ait conseillé la
flexion. Celle-ci enlève toujours à l'opérateur une certaine précision à cause du glissement de la peau, facile
sur les gens émaciés par une longue souffrance. Le relâ-
chement des parois du ventre offre un autre inconvénient plus sérieux. Il n'est pas impossible qu'une anse
intestinale passe au devant de la vessie chez un homme
amaigri, dont la capacité de l'abdomen dépasse le volume
des parties contenues; on comprend dans ce cas quelle
conséquence pourrait avoir la ponction faite un peu
haut. Un dernier avantage de l'extension, auquel on peut
suppléer, il est vrai, est de détourner la vue du malade
du manuel opératoire; on sait le mouvement instinctif
que provoque l'arrivée d'un instrument sur une partie
du corps, et notamment sur le bas-ventre; il faut donc
l'éviter.

La symphyse pubienne est facile à trouver; inutile
pour un ou deux cas de disserter à son sujet (cas de
Franck, cité plus haut). On éprouverait quelquefois certainement un peu d'embarras pour passer directement
au-dessus, mais on répond à tous les besoins en prenant
un peu plus haut.

§ II. — *Lieu d'élection de la ponction.*

La lecture des auteurs fixe assez peu sur le lieu d'élec-
tion de la ponction, et montre combien diffèrent les con-
sidérations qui guident les chirurgiens, même en ce qui
touche l'anatomie. C'est ainsi que, suivant la crainte
plus ou moins grande qu'ils ont de blesser le péritoine
ou la prostate, de détruire le parallélisme entre la plaie
de l'abdomen et celle de la vessie, de faire abandonner

la canule ou de causer des adhérences nuisibles plus tard, ils plongent le trocart en des points dont les extrêmes sont distants de 7 centimètres.

M. Pétrequin (*Examinateur médical*, 1842), après Desault (*OEuvr. chir.*, t. III, p. 318), Bichat et S. Cooper; M. Richard (*Pratique journalière de la chirurgie*); disent qu'il y a nécessité de ponctionner au ras du pubis.

M. Voillemier voit des inconvénients à piquer au-dessous de 3 à 4 centimètres; on pourrait, avec un trocart courbe ordinaire, passer entre les os et la vessie; plus haut on piquerait le péritoine.

Coster, Sabatier, Velpeau, Sédillot, etc., adoptent 3 centimètres. Benj. Bell et les auteurs cités par S. Cooper, Malgaigne, dans plusieurs cas de sa pratique, conseillent 4 à 5 centimètres; cependant ce dernier, dans sa *Médecine opératoire* (7ᵉ édition), indique 2 à 3 centimètres.

M. Deguise (*Soc. de chir.*, 1857) opte pour 5 à 6 centimètres, et les chirurgiens du temps de Benj. Bell (Pétrequin, *loc. cit.*) pour 2 à 3 pouces (6 à 8 centimètres).

Une telle divergence porte tout d'abord à se demander si on est bien édifié sur les rapports exacts de la vessie avec la paroi abdominale.

On a écrit à ce sujet (*Supplément aux maladies des voies urinaires* de Chopart, t. II, p. 442) :

« Si les dispositions anatomiques de la vessie étaient toujours les mêmes, que cet organe, situé hors du péritoine, comme cela a lieu dans l'état le plus ordinaire, ne fût recouvert à sa partie antérieure que par les parois abdominales et par le tissu cellulaire qui l'environne, il n'y a pas de doute possible, comme le dit Dupuytren, que ce fût là l'opération (ponction de la vessie) qu'il fallût préférer comme méthode générale, puisque l'on n'aurait à redouter ni d'intéresser des parties, dont la blessure peut devenir dangereuse, ni d'ouvrir aucun vaisseau d'un calibre un peu considérable. Mais quelle différence de grandeur, de situation, de forme, cet organe ne présente-t-il pas? et le plus ordinairement combien est-il difficile de reconnaître les anomalies? »

Sabatier, Blandin, Velpeau, M. Richet, disent bien que le péritoine est soulevé par la vessie quand elle se distend; mais, après les avoir lus, on serait tenté de croire que la séreuse remonte aussi haut que le sommet de l'organe, ce qui n'est point exact.

Amussat et les auteurs qui ont le plus écrit sur la taille par le haut appareil (Souberbielle, Baudens, etc.) restent muets. Amussat cependant insiste sur une disposition qui a son importance, comme nous le verrons plus loin : « La vessie, dit-il, par sa paroi antérieure, n'est point attachée aux parties voisines, comme elle l'est inférieurement où elle est intimement unie au rectum. Elle ne tient à la symphyse que par un tissu cellulaire lâche, très-facile à déchirer. »

Jusqu'ici, on le voit, rien de précis, et, dans première citation, une crainte exagérée des variations de la vessie et de la difficulté que l'on a pour les reconnaître.

Malgaigne a plus étudié la question. Je ne rapporterai point ses paroles, attendu qu'elles se trouvent développées dans l'ouvrage de M. Sappey, dont je vais donner un assez long passage.

Auparavant notons les résultats de l'atlas de M. Legendre :

Planche 14. — Le sommet de la vessie s'élève à 7 centimètres environ au-dessus du pubis ; le cul-de-sac est à

45 millimètres. On voit, à la disposition du réservoir, qu'il est fortement porté en avant et directement appliqué à la paroi abdominale.

Planche 15. — Le sommet est à 6 centimètres, le cul-de-sac à 0^m,032; mais il est facile de constater que cette vessie, à laquelle M. Legendre donne approximativement 1513 centimètres cubes de capacité, était loin d'être pleine quand on l'a congelée; en effet, au lieu d'être cy-lindrique, elle est déprimée, modelée sur les autres parties. Les mesures ne sont donc pas tout à fait exactes.

Les sujets de ces deux planches sont des hommes adultes; chez une jeune fille (pl. 17), le sommet est à 0^m,05, le cul-de-sac à 0^m,03.

Le seul défaut de ces recherches, dont les résultats sont conformes aux miens, est de n'avoir pas été poussées assez loin, car elles représentent exactement la nature. La congélation a bien conservé les rapports. Mais qu'advient-il lorsque la vessie remonte jusqu'à l'ombilic, ou lorsqu'elle est gênée dans sa distension?

M. Sappey est le seul qui se soit préoccupé de ces questions et du développement de l'organe, quand on l'injecte (*Anatomie descriptive,* t. III : rapports de la vessie).

Je transcris ses assertions, acceptant celles que je ne combattrai point :

« La région antérieure de la vessie est limitée inférieurement par des faisceaux fibreux que traversent des veines volumineuses et qui ont été décrits par la plupart des auteurs sous le nom de ligaments antérieurs de la vessie.....

« Supérieurement, elle est limitée par cette partie du péritoine qui, des parois de l'abdomen ou du bassin, se porte sur la face postérieure de la vessie; l'intervalle compris entre ces deux limites varie suivant que la vessie est vide, modérément dilatée ou dans un état de dilatation considérable.

« Vide, elle ne s'élève pas jusqu'au détroit supérieur et se trouve en rapport, sur la ligne médiane, avec la symphyse et le corps des pubis, de chaque côté avec l'aponévrose qui recouvre le muscle obturateur interne. Un tissu cellulo-adipeux extrèmement lâche l'unit à toutes ces parties.

« Moyennement dilatée, elle s'élève ordinairement au-dessus de la symphyse pubienne, mais à 1 ou 2 centimètres seulement, et s'applique par sa partie supérieure à la paroi antérieure de l'abdomen.

« Lorsqu'elle arrive à sa plus grande ampliation, c'est-à-dire lorsqu'elle est dilatée au point de remplir toute l'excavation du bassin et de faire à l'hypogastre une tumeur volumineuse, la région antérieure s'élève au-dessus du pubis à une hauteur qui varie de 3 à 5 centimètres et reste séparée de la partie la plus culminante de la tumeur sur un intervalle de 5, 6, 7 centimètres. Dans cet intervalle descend le péritoine pour s'appliquer d'une part à la paroi abdominale, de l'autre à la partie correspondante de la vessie.

« Cette disposition n'a pas été bien vue des anatomistes. Elle est facile cependant à constater, car il suffit d'observer la vessie pendant qu'elle se dilate, spectacle que tout observateur pourra facilement se procurer à l'aide du procédé suivant : Liez l'urèthre à son extrémité antérieure, incisez la paroi abdominale sur sa circonférence, en la conservant intacte inférieurement, puis enlevez la masse intestinale, et injectez la vessie lentement par l'un des uretères; vous pourrez alors assister à toutes les phases de son ampliation, et vous verrez comment, sous l'influence de celle-ci, son volume, sa forme et ses rapports se modifient. Lorsqu'elle était vide, son sommet s'appliquait immédiatement à la symphyse, et la région antérieure s'étendait depuis le sommet jusqu'au col. Mais pendant qu'elle se remplit, son sommet ne se porte pas directement en haut entre la paroi abdominale et le péritoine; il se porte en haut et en arrière, ainsi que Malgaigne l'a fait remarquer (*Anat. chir.*, tome II, p. 447), et à mesure qu'il s'écarte, le péritoine descend sur la face antérieure du viscère en rabattant l'ouraque contre celle-ci et il descend d'autant plus que la dilatation devient plus considérable, en sorte qu'il la recouvre d'abord dans l'étendue de 1 centimètre, puis de 2, puis de 3, 3 et demi et même 4. La région supérieure de la vessie qui n'existait pas encore, se constitue donc peu à peu pendant la réplétion de cette cavité, et se constitue en partie aux dépens de la région antérieure. A son apparition, celle-ci regardait directement en haut; mais en s'élargissant elle s'incline en avant, en vertu du mouvement de bascule que j'ai précédemment signalé, et s'applique alors de bas en haut à la paroi abdominale. C'est ainsi que le péritoine s'insinue entre cette paroi et la vessie, de manière à les séparer dans une étendue qui peut atteindre jusqu'à 6 à 7 centimètres dans les cas de plénitude excessive. Sur 18 individus adultes de l'un et de l'autre sexe chez lesquels j'ai injecté cette cavité, j'ai même vu trois fois le cul-de-sac péritonéal descendre si bas, qu'il n'était séparé des pubis que par une distance de 15 à 20 millimètres, et cependant la tumeur formée à l'hypogastre était si considérable qu'elle s'élevait à 8 ou 9 centimètres au-dessus de la symphyse pubienne.

« Les rapports qu'affecte la région antérieure de la vessie avec la paroi correspondante de l'abdomen sont donc beaucoup moins étendus qu'on ne le pense généralement. Les anatomistes les ont exagérés et mal exposés pour n'avoir pas assez étudié le mode de dilatation du réservoir urinaire. Si les chirurgiens les eussent mieux connus, ils n'auraient certainement pas proclamé d'une voix presque unanime qu'un calcul peut être facilement extrait par cette région sans léser le péritoine, et que celle-ci mérite d'être préférée à la région inférieure, lorsque la ponction devient nécessaire. En conformant leur conduite à un pareil langage, je n'hésite pas à dire qu'ils s'abandonnent à une fausse sécurité; c'est ce qu'avait déjà entrevu du reste Malgaigne qui signale les dangers de la sonde à dard dans la taille hypogastrique. C'est ce qu'avait pressenti également Sabatier, qui avait vu le péritoine descendre quelquefois très-bas sur la vessie dilatée, mais qui a cru cette disposition exceptionnelle, et qui l'invoquait cependant pour engager les chirurgiens de son temps à pratiquer la ponction par le périnée. »

(Il est presque inutile de répéter ici que Malgaigne est un de ceux qui ont pratiqué le plus volontiers la ponction hypogastrique, et que la ponction périnéale est abandonnée à cause de ses nombreux inconvénients).

En relisant cet auteur, j'ai été frappé de son désaccord avec l'expérience chirurgicale qui admet que la ponction suspubienne est la moins grave ; et il ne m'a pas paru possible que l'élévation maxima du péritoine ne soit que de 5 centimètres dans les plus grandes distensions de la vessie. Les opérateurs qui font une incision à 6 ou 7 centimètres plongeraient donc constamment dans la séreuse ?

J'ai été amené ainsi à chercher personnellement si la croyance de M. Sappey était bien fondée : mes premières expériences ne donnent que la hauteur du péritoine après une forte injection : mais un jour que je dilatais une vessie à ciel ouvert, je me suis aperçu qu'on pouvait bien discuter presque toute la description du savant professeur.

Je crois que mon travail sera utile pour la ponction et la taille hypogastriques ; si je n'entraîne pas les convictions, du moins je provoquerai de nouvelles recherches qui établiront définitivement ce point d'anatomie.

Ire EXPÉRIENCE. — Homme de 40 ans, injection lente poussée jusqu'à ce qu'on éprouve une grande résistance. Ligature à la racine de la verge. La tumeur vésicale est apparente, cependant le sujet est gras et on a quelque peine à bien limiter les contours de la vessie. La mensuration donne les résultats suivants :

Du pubis à l'ombilic.	15 centimètres.
Du pubis au point le plus élevé de la tumeur.	13 —
Plus grande largeur.	12 —

J'applique un double décimètre rigide sur la ligne blanche, entre le pubis et l'ombilic, et j'enfonce perpendiculairement à l'axe du corps, en remontant vers l'ombilic, de longues épingles en face de chaque centimètre. Lors de l'incision des parois abdominales, je constate que la dixième épingle répond exactement à la limite du cul-de-sac péritonéal; celui-ci se trouve donc à 9 centimètres du pubis, directement au niveau de la ligne médiane; sur les côtés il descend un peu plus bas.

IIe EXPÉRIENCE. — Sujet maigre de 25 ans; injection poussée aussi loin que possible.

       Hauteur de la vessie. . . . 13 centimètres.
       Largeur. 12   —

Douze aiguilles sont enfoncées, et au-dessus de la neuvième se trouve directement le cul-de-sac qui n'est par conséquent distant du pubis que de 8 centimètres. Si on laisse couler un peu de liquide, la vessie s'affaisse et descend. Il n'y a pas beaucoup d'intérêt à avoir ses rapports dans ces conditions; cependant dans des cas exceptionnels, on pourrait être obligé de ponctionner malgré l'évacuation d'un peu d'urine. Voici ce qu'on observe : Lorsqu'une vessie a subi un grand développement et qu'elle s'affaisse, la diminution de hauteur s'opère surtout aux dépens de la partie supérieure, et le péritoine remonte sensiblement aussi haut que la matité fournie à la percussion.

Ainsi :

    Vessie à 8 centimètres, cul-de-sac à 75 millimètres.
    Vessie à 6   —   cul-de-sac à 55   —

Le résultat est le même pour les deux expériences précédentes.

IIIe EXPÉRIENCE. — Garçon de 18 ans, de grande taille.

       Hauteur de la vessie. . . 115 millimètres.
       Largeur. . . . . 11 centimètres.

On fixe dix épingles : le cul-de-sac est à une distance de 75 millimètres.

IVe EXPÉRIENCE. — Jeune homme de 22 ans.

       Hauteur de la vessie. . . . 125 millimètres.
       Largeur. . . . . 11 centimètres.

Le tissu cellulaire sous-péritonéal au niveau de l'ouraque est infiltré et ce ligament est à 45 millimètres du sommet : le cul-de-sac remonte à 8 centimètres.

V° EXPÉRIENCE. — Homme de 59 ans ; injection trop forcée et rupture de la vessie quand elle arrive à 12 centimètres.

La tumeur ne s'affaissant pas au-dessous de 10 centimètres, j'enfonce des épingles : le cul-de-sac est à 65 millimètres.

On voit par les exemples qui précèdent, que, pour une hauteur de la vessie variant entre 10 et 13 centimètres, le péritoine s'élève de 65 à 90 millimètres. Cette observation prouve que plus la vessie monte dans le bassin, plus le péritoine s'élève avec elle.

VI° EXPÉRIENCE. (Procédé Sappey.) — Le sujet a été en partie sacrifié quant aux mesures à prendre, afin de pouvoir bien saisir le mode de développement pendant une injection lente. La vessie étant à 11 centimètres, le cul-de-sac péritonéal est à 70 millimètres.

VII° EXPÉRIENCE. (Procédé Sappey.) — Homme de 31 ans. On aperçoit au devant du plancher du bassin la vessie complétement vide ; sa partie culminante se trouve à quelques millimètres au-dessous de la symphyse, sous la forme d'une tumeur allongée, de la grosseur d'une petite noix. A la pression, cette tumeur donne une résistance semblable à celle d'un tissu fibreux, épais de 15 millimètres. Le péritoine descend de 8 millimètres environ sur sa partie antérieure, s'arrêtant à l'insertion de l'ouraque.

Au-dessous et en arrière de cette partie on rencontre, se continuant avec elle, la face supéro-postérieure de la vessie beaucoup moins épaisse, flasque au toucher.

L'injection lente par l'uretère donne le développement suivant. La saillie formée par le liquide apparaît d'abord à la partie la plus déclive, mais bientôt le point le plus élevé vers le détroit supérieur est au centre du petit bassin ; rien n'est encore changé dans la forme du sommet primitif, mais, si l'on continue l'injection, la tumeur marronnée s'efface peu à peu, comprise dans le développement général de l'organe. Quand la vessie est devenue un ovoïde régulier, elle dépasse les pubis de 5 centimètres et le cul-de-sac est à 3 centimètres au-dessus de ces os. Elle est profonde, séparée de la paroi abdominale par un espace celluleux.

Jusqu'ici l'organe n'a fait que se remplir; maintenant on entre dans une phase nouvelle, les parois subissent une véritable distension, égale dans tous les sens, et la direction change en raison de la facilité avec laquelle les attaches de la vessie peuvent céder. Jusqu'à 8 centimètres environ, l'ascension se fait encore sensiblement dans la direction de l'axe du détroit supérieur.

De 8 à 11 centimètres, c'est le tissu cellulaire prévésical qui cède principalement, *il y a bascule d'avant en arrière;* la tumeur n'en est pas moins apparente cependant à l'hypogastre et son contact avec le muscle droit est toujours immédiat; car tout en basculant, la vessie est devenue plus grosse, de sorte qu'elle ne s'efface point.

De 11 à 14 centimètres, il n'y a pas de mouvement spécial à noter; *le développement dans tous les sens est aussi apparent que possible,* l'élévation se fait un peu obliquement en haut et en avant, à cause de l'angle sacro-vertébral.

Je ne prétends pas, bien entendu, donner des mesures rigoureuses pour le point où commence chaque changement de direction; une telle précision est à peu près impossible à obtenir.

Disons maintenant comment s'est comporté le cul-de-sac péritonéal : nous l'avons laissé tout à l'heure à 3 centimètres du pubis, il formait plusieurs replis au-dessus de l'ouraque, son ascension a été continue et en rapport avec la hauteur de la vessie; je n'admets donc point ce qu'a voulu dire M. Sappey.

Naturellement j'ai observé que la distance comprise entre le point culminant du réservoir et le cul-de-sac augmentait, mais cette remarque ne m'a causé aucun étonnement; car pendant que cette distance a été portée de 2 à 6 centimètres par la distension, la vessie elle-même a triplé de volume. Les hauteurs ont donc conservé leurs rapports.

Voici, du reste, les mesures prises pendant l'expérience :

Sommet à 0^m,053, cul-de-sac à 0^m,035.
    — à 0^m,085,   — à 0^m,055.
    — a 0^m,110,   — à 0^m,065.
    — à 0^m,140,   — à 0^m,080.

En résumé, d'après ces résultats, on a tort de dire que le sommet répond exactement au cul-de-sac péritonéal, et qu'il n'y a pas de face supérieure, quand la vessie est vide.

Le sommet n'est plus constitué par la même partie, lorsque le réservoir est plein, il se trouve éloigné du primitif d'environ 2 centimètres. Quant à la face supérieure, elle est légèrement inclinée en arrière et peut s'appeler postéro-supérieure.

Le développement se fait aux dépens de tout l'organe et l'ascension ne suit pas la marche donnée par M. Sappey; on ne voit point, surtout, le péritoine s'insinuer entre la vessie et les parois du ventre; la séreuse remonte continuellement dans les proportions de la distension, au lieu de descendre en raison de la plus grande quantité de liquide injectée. — Ce professeur fait varier l'élévation maxima du péritoine au-dessus du pubis entre 3 et 5 centimètres ; on peut se rendre compte dès maintenant qu'il y a beaucoup d'exceptions à cette règle ; il est vrai de dire que les injections de M. Sappey n'ont pas en général été poussées aussi loin que les miennes.

Pour en finir avec cette discussion, je dirai de suite, à propos des trois cas, sur dix-huit, dans lesquels la hauteur du péritoine ne dépassait pas 20 millimètres, qu'il s'est présenté devant moi des faits analogues et que leur explication, que je donnerai plus loin, de même que leur constatation facile, rassurent complètement l'esprit.

VIIIe EXPÉRIENCE. — Sujet de 40 ans. Même aspect de la vessie vide; injection par la verge.

L'ascension pendant le développement de l'organe a lieu beaucoup plus directement en avant que dans le cas précédent; les mesures diffèrent également un peu :

Vessie à 0^m,08 — cul-de-sac à......... 0^m,04
— à 0^m,10 — — à......... 0^m,055
— à 0^m,10 — — à......... 0^m,075

IXe EXPÉRIENCE. (Procédé Sappey.) — Après une autopsie. (On verra que quelques-unes de mes recherches portent sur des sujets dont les parois de l'abdomen ont été intéressées pour des nécropsies. J'ai cru pouvoir me servir de ces cadavres, ayant constaté que les phénomènes de développement et d'élévation étaient les mêmes qu'après l'incision de M. Sappey, et leur constatation plus facile).

Développement comme dans la VIIe expérience.

Vessie à 0^m,10 — cul-de-sac à......... 0^m,055
d. à 0^m,11 — d. à......... 0^m,065

Je signalerai ici un point qui a plus d'importance pour la taille hypogastrique que pour la ponction. Le péritoine est toujours plus élevé au niveau de l'ouraque et des artères ombilicales que sur les parties latérales; quelquefois il y a une sorte d'infundibulum plus marqué d'un côté que de l'autre, ainsi qu'on le constate, par exemple, sur ce neuvième sujet, du côté gauche. — A l'état normal le maximum répond à l'ouraque, les artères ombilicales sont de quelques millimètres plus bas et à une distance transversale variant de 1 à 2 centimètres, suivant la distension de la vessie. — Enfin sur les côtés, la séreuse descend de 1 à 2 centimètres et plonge même un peu au-dessous des replis soulevés, empiétant sur la face antérieure.

Xe EXPÉRIENCE. Femme de 25 ans. Injection par l'uretère ; la dilatation se fait comme lorsqu'on injecte par l'urèthre.

Vessie à 0^m,08 — cul-de-sac à......... 0^m,045
— à 0^m,10 — — à......... 0^m,06

XIe EXPÉRIENCE. — Homme de 58 ans. (Autopsie.) Injection par l'urèthre.

Le sommet de la vessie n'est pas apparent comme chez les sujets précédents ; l'organe est aplati dans le fond du petit bassin, et semble être assez développé naturellement ; on porte facilement la vessie à 12 centimètres, au delà une rupture serait à craindre.

Résultats : Vessie à 0^m,09 — cul-de-sac à 0^m,055
— à 0^m,12 — — à 0^m,075

XIIe EXPÉRIENCE. — Vieillard de 71 ans. (Procédé Sappey.) Vessie épaisse et dure ; rupture à 0^m,08, le cul-de-sac étant à 0^m,05.

Point de traces d'inflammation dans le bassin ; tissu cellulaire normal ; vessie à colonnes.

XIIe EXPÉRIENCE. Homme de 25 ans. (Autopsie.) Même disposition, très-accusée, que dans l'expérience VII.

Vessie à 0^m,12 — cul-de-sac à......... 0^m,07

XIVe EXPÉRIENCE. — Vieillard de 72 ans. Absence complète de saillie à la face supérieure ; la vessie est étalée au-devant du rectum :

Ascension à 0^m,10 — cul-de-sac à.. 0^m,055
— à 0^m,12 — — à.. 0^m,07 environ.

XVe EXPÉRIENCE. — En présence de M. Ed. Cruveilhier. (Procédé de M. Sappey.) Homme d'environ 40 ans et d'une conformation normale.

Le mode de développement est manifestement celui que j'ai indiqué plus haut ; quand la vessie monte à 11 centimètres, le cul-de-sac est à 0^m,065.

XVIe EXPÉRIENCE. — Enfant de 14 ans et demi, ne paraissant en avoir que 12, tant il est faible. (Procédé Sappey.)
Le pubis est à 13 centimètres de l'ombilic au lieu de 15.

Résultats : Vessie à 0^m,08 — cul-de-sac à.... 0^m,0525
— à 0^m,10 — — à.... 0^m,065

Une plus grande distension occasionnerait la rupture.

XVIIe EXPÉRIENCE. — Enfant de 2 ans.
Le pubis est à 9 centimètres de l'ombilic à cause du ventre

qui est extrêmement volumineux ; il n'y a point de saillie à la face supérieure de la vessie.

Ascension à $0^m,075$ — cul-de-sac à. . . . $0^m,05$
  —   à $0^m,08$ —   —   à. . . . $0^m,055$

La largeur de l'organe est d'environ 6 centimètres.

Je vais à présent tenter de faire ressortir les principaux faits qui découlent des expériences précédentes :

Il n'y a ordinairement aucun danger de rupture lorsque la vessie d'un sujet mort est portée lentement jusqu'à 12 centimètres au-dessus du pubis ; on peut même pousser jusqu'à une élévation de 13 ou 14 centimètres, mais en risquant de sacrifier plusieurs sujets. Il ne faut pas pour cela conclure que l'organe se déchirera aussi promptement sur le vivant (les faits sont contraires d'ailleurs, puisque dans plusieurs observations pathologiques la vessie a dépassé l'ombilic), car il tombe sous le raisonnement qu'un tissu animé a plus de résistance et que le mode de distension naturel par les uretères est plus lent, plus régulier, que celui des injections. — On est averti toutefois que déjà à 10 ou 12 centimètres, il faut se préparer à agir, surtout s'il y a de la part du malade des manifestations très-vives d'intolérance dénotant une vessie anormale.

Au sujet de la hauteur du péritoine, nous avons deux séries de faits puisées dans les expériences citées : cinq d'un côté, douze de l'autre. — On est frappé de la différence de la hauteur moyenne dans chacune d'elles :

Dans la première, la séreuse se trouve à $0^m,078$ pour une hauteur moyenne de la vessie de $0^m,12$; — dans la seconde, elle est à $0^m,059$ pour une moyenne de $0^m,10$ (inutile de reproduire ici les additions et les divisions qui conduisent à ces résultats).

Toutes proportions gardées, le péritoine semble donc plus élevé dans les cinq premiers exemples, car au lieu d'être à

$$\frac{0^m059 \times 12}{10} = 0^m0708, \text{ ou } 0,071,$$

on le trouve à $0^m,078$.

Cette différence est facile à expliquer par cette raison que mes mesures dans le premier cas ont été prises sur la peau intacte, tandis que dans le second, le décimètre portait directement sur la vessie. Or, le rayon de courbure de la tumeur était évidemment plus grand pour les premières mesures. — Pour arriver à une égalité parfaite, il aurait fallu que les épingles soient piquées de façon à corriger cette différence. Il est probable aussi que la percussion ne m'aura pas révélé quelques millimètres de la hauteur du réservoir urinaire ; autre cause d'erreur.

Quoi qu'il en soit, adoptons, pour être tout à fait sûr de ne rien exagérer, que *lorsque le sommet de la vessie répond à* $0^m,12$, *au-dessus de la symphyse, sur une ligne allant de l'ombilic au pubis, le cul-de-sac est sur cette même ligne à* $0^m,075$.

On peut aisément par le calcul indiquer les hauteurs qui se correspondent :

Hauteur de la vessie.	Hauteur du cul-de-sac péritonéal
0^m12	0^m075
$0\ 11 \left(\frac{0,075 \times 11}{12} = 0,06875 = \right)$	$0\ 069$
$0\ 10 \left(\frac{0,075 \times 10}{12} = 0,0625 = \right)$	$0\ 063$
$0\ 09$	$0\ 056$
$0\ 08$	$0\ 050$
$0\ 07$	$0\ 044$
$0\ 06$	$0\ 037$
$0\ 05$	$0\ 031$

On sait qu'au-dessous de $0^m,05$ la vessie n'est pas pleine et que, par conséquent, il n'y a pas lieu de continuer le tableau. Il suffit, pour se rendre compte de l'exactitude de celui-ci, de se reporter aux planches de Legendre et aux chiffres que j'ai indiqués à chaque expérience; il faut aussi prendre en considération les légères différences individuelles compatibles avec l'état normal.

Parmi les mesures que j'ai données, il en figure quelques-unes mentionnant la plus grande largeur de la vessie; je n'ai pas calculé cette largeur, dans tous les cas, n'en sentant pas l'importance et voyant qu'il n'y avait pas de variations très-sensibles. La matité transversale est en général peu inférieure à celle que l'on trouve de bas en haut.

On me dira peut-être : tout est différent pour les cas pathologiques. Je maintiendrai que non jusqu'à preuve contraire; je n'ai, en effet, trouvé aucune exception dans la science pour tous les faits dans lesquels la vessie a pu s'élever dans l'abdomen et former sous les téguments une tumeur régulière, appréciable par la percussion et le toucher rectal.

Deux cas, entre autres, que j'ai observés dernièrement, l'un à la Pitié, l'autre à Necker, viennent confirmer pleinement mon opinion. On avait affaire à des maladies anciennes des voies urinaires : ici une valvule prostatique, là un rétrécissement infranchissable. Les parois vésicales atteignaient plus d'un centimètre d'épaisseur, il y avait une péritonite générale chez un des sujets, une partielle chez l'autre ; enfin le tissu cellulaire périvésical était très-épaissi. Cependant la vessie, assez volumineuse, se limitait facilement à la percussion. A l'ouverture, on trouva le cul-de-sac péritonéal aussi élevé que dans mes expériences. Pour le cas de Necker sa hauteur était même un peu plus grande et la vessie, vue par sa face supérieure, ressemblait assez à un utérus volumineux, au milieu des ligaments larges.

Voici ces deux observations, aussi complètes que j'ai pu les recueillir.

OBSERVATION VI.

(Rédigée d'après les notes qu'a eu l'obligeance de me remettre M. Laugier,
interne de M. le professeur Richet.)

Rétention d'urine ; ponction hypogastrique ; issue de la canule. Mort.

Le patient, âgé, je crois, de 50 à 55 ans, doit sa maladie à plusieurs blennorrhagies contractées dans sa jeunesse. Il a déjà été atteint il y a quelques années de deux rétentions, guéries facilement par les sondes de Mayor, mais sa vessie douloureuse produit habituellement du pus.

A sa nouvelle entrée à l'hôpital, son réservoir urinaire forme à l'hypogastre une tumeur volumineuse (9 à 10 centimètres), tant par le liquide qu'il contient que par l'épaisseur de ses parois. La miction est constamment purulente et des plus difficiles ; l'état général paraît des plus mauvais (teinte cachectique, frissons et fièvre indiquant qu'il y a probablement résorption urineuse). Le cathétérisme est possible cependant avec une très-grosse sonde que l'on rabat fortement entre les cuisses comme dans les hypertrophies de la prostate. M. Richet fait remarquer à sa clinique que l'on a deux choses à combattre dans ce cas : la rétention et la cysto-prostatite. Contre la rétention on fait le cathétérisme ; contre l'inflammation et le spasme, on met des sangsues, des cataplasmes ; on donne, matin et soir, 1 centigramme d'extrait de belladone. Mais l'affection ne fait qu'augmenter et une fausse route légère rend le cathétérisme impossible.

La ponction était dès lors indiquée. M. Richet, n'ayant pas, malheureusement, suivant lui, de trocart courbe, se servit d'un petit trocart droit et laissa la canule. Le malade, mieux d'abord, ne put tolérer l'instrument le lendemain ; il devint extrêmement agité et le fit sortir. Il fut impossible aux internes de le remettre, l'infiltration du tissu cellulaire prévésical survint, et malgré une sonde à demeure que M. Richet put enfin placer, l'abcès urineux marcha, il y eut des frissons plus accentués que jamais et le malade mourut en deux jours.

L'autopsie donne la clef de ce qui s'était passé. Il n'y a pas de traces d'adhérences entre la paroi de l'abdomen et la vessie. — La ponction a été faite à 15 millimètres au-dessous du cul-de-sac ; l'orifice semble oblitéré mais s'ouvre facilement. On remarque une péritonite partielle dans la fosse iliaque droite, un abcès urineux de la grosseur d'une noix dans le tissu cellulaire prévésical du côté droit. Quant aux organes génitaux eux-mèmes : la vessie a des parois épaisses d'un centimètre ; sa muqueuse est réticulée comme la face interne du cœur et présente par places des dépôts calcaires et des surfaces ulcérées. L'urèthre présente au devant de la prostate une fausse route insignifiante sur la paroi inférieure du canal, en un point où le bec de la sonde venait buter. La *prostate* est à peu près quatre fois grosse comme dans l'état normal. Ce qu'il y a de plus remarquable, c'est que le lobe moyen constitue une valvule haute d'un centimètre environ qui change complétement la direction de l'urèthre ; celui-ci au lieu d'être redressé par la sonde, forme au-devant d'elle un angle presque droit lui barrant ainsi le passage. Comme la dit M. Richet, à la fin de sa leçon, ce malade était voué à une mort certaine à cause de son affection primitive et de son état désespéré à son arrivée à l'hôpital. La ponction hypogastrique qui aurait pu le prolonger, à hâté, au contraire, de quelques jours sa fin malheureuse.

OBSERVATION VII.

Hôpital Necker (M. Desormeaux). Rétention d'urine ancienne. Mort quelques heures après l'entrée.

Le sujet, âgé de 62 ans, était atteint de rétrécissement depuis plusieurs années, mais son extrème incurie fit qu'il négligea de se faire soigner malgré ses douleurs. Le docteur Gauran, médecin distingué à Vaugirard, de qui je tiens ces détails, le vit lorsqu'il était déjà dans le plus pitoyable état, avec une rétention d'urine complète, des douleurs de ventre insupportables, la figure pâle, couverte de sueur froide. — Le cathétérisme fut tenté inutilement, l'obstacle n'admettant qu'une bougie filiforme qui ne pouvait arriver jusque dans la vessie. Cependant l'urine s'écoula lentement le long de cette bougie procurant ainsi un calme momentané, mais le lendemain les douleurs du canal forcèrent à enlever l'instrument laissé à demeure, et sur le conseil de M. Desormeaux, le malade fut apporté à l'hôpital Necker. (Inutile de dire que le traitement médical avait été employé conjointement aux manœuvres.) — A son arrivée les bourses sont volumineuses, le ventre tuméfié, extrèmement douloureux à la pression ; la face terreuse, les yeux caves, le pouls petit ; il s'est produit des vomissements à plusieurs reprises ; évidemment la rétention est compliquée de péritonite.

Il est bien difficile d'appliquer un traitement utile dans un cas pareil. M. Desormeaux songe de suite à la ponction, mais sans croire à son efficacité. Après quelques tentatives sur l'urèthre, on recouvre les parties d'un large cataplasme, et l'intervention chirurgicale est remise à l'après-midi ; mais le malade expire à trois heures.

Devant une situation aussi compromise, j'aurais hésité comme mon maître ; mais, si l'art avait pu intervenir plus tôt, si un semblant de miction n'était pas venu donner une fausse espérance, le cas était évidemment un de ceux où l'uréthrotomie interne, d'avant en arrière, était indiquée. A son défaut la ponction hypogastrique aurait permis à l'état général de devenir plus satisfaisant.

A l'ouverture de l'abdomen, l'épiploon adhère jusqu'à la partie inférieure du péritoine, aux intestins ; ceux-ci, refoulés par la vessie à 9 centimètres du pubis, sont adhérents les uns aux autres, par suite d'une péritonite générale ; le cul-de-sac de la séreuse est à plus 8 centimètres du pubis ; l'inflammation part d'un point gangréneux de la face supérieure de la vessie, preuve bien évidente que, dans les derniers temps de sa vie, le malade était perdu quoi qu'on fasse.

On trouve au méat urinaire une végétation en choux-fleurs fort remarquable. Un rétrécissement des plus durs ferme presque complétement la lumière de l'urèthre ; et derrière cette coarctation, la portion membraneuse présente une dilatation, de la grosseur d'une noix, qui a empêché la bougie molle d'arriver dans la vessie.

La prostate, triplée de volume, contient à droite un abcès qui s'ouvre dans le réservoir de l'urine, devenu d'une capacité très-restreinte malgré son volume apparent. Les parois vésicales ont dans toute leur étendue 15 millimètres dépaisseur, la muqueuse hypertrophiée forme des cellules profondes.

Il y a pourtant des dispositions anatomiques assez nombreuses avec lesquelles une opération sur la vessie ne pourrait être tentée par l'hypogastre, sans qu'on arrive dans le péritoine. Mais pour ces faits il n'y a pas de doute possible, le ventre est sonore dans presque toute son étendue, il suffit de chercher pour se convaincre. On ne se trouve donc point en face de l'imprévu effrayant du livre de Chopart.

Je citerai, comme exemple, le cas qui a engagé M. Voillemier a créer la ponction sous-pubienne (Voillemier, *Mal. de l'urèthre*, page 370), mes observations I et II citées plus haut, et trois de mes recherches anatomiques.

XVIIIe EXPÉRIENCE. — Vieillard de 93 ans; hernie double très-volumineuse et irréductible. La vessie se rompt après une injection de 600 grammes; à l'ouverture ou trouve des traces de péritonite ancienne et une poussée toute récente. Le tissu cellulaire périvésical est très-épais à la partie antérieure, de sorte que la vessie est immobilisée en ce point. En arrière la dilatation a été un moment possible, mais les tuniques du réservoir, indurées, friables, se sont déchirées bientôt.

XIXe EXPÉRIENCE. — Vieillard de 73 ans; hernie inguinale réductible à droite. L'injection forcée fait paraître une tumeur fluctuante dans l'anneau; la percussion donne de la matité jusqu'à 7 centimètres du pubis, mais la saillie est très-irrégulière.

De huit épingles enfoncées, trois seulement sont en dehors du péritoine qui s'élève à 20 millimètres sur la ligne médiane et du côté gauche; à droite il n'en est point ainsi, la séreuse épaisse, nacrée, présente un infundibulum au niveau de la fossette vésico-pubienne.

Si on engage le doigt dans cette petite cavité, en poussant du côté du trajet inguinal, la séreuse adhérente à la paroi abdominale par sa face externe ne cède point, mais la vessie est entraînée et se divise en deux loges. — La forme bilobée a été tellement habituelle pendant la vie, qu'un cordon fibreux existe au fond de la scissure. J'aurais voulu présenter cette pièce intéressante à la Société anatomique ; par mégarde elle a été enlevée.

XXe EXPÉRIENCE, faite en présence de M. Desormeaux. — Vieillard de 67 ans, portant une hernie volumineuse et irréductible du côté gauche ; cathétérisme très-difficile. Prévenu par les cas antérieurs j'annonce que probablement nous ne pourrons pas faire une injection considérable et que le cul-de-sac péritonéal sera à peu de distance du pubis.

En effet, je suis obligé de m'arrêter après une injection de 700 grammes de liquide, environ.

La percussion ne donne une matité complète que jusqu'à 4 centimètres du pubis ; il y a au-dessus une submatité de deux travers de doigt. Des dix épingles enfoncées, cinq plongent dans les intestins, — deux traversent le péritoine avant d'arriver dans la vessie. — Trois sont au-dessous du cul-de-sac ; celui-ci n'est donc qu'à 2 centimètres de la symphyse. — Ce fait s'explique par une assez grande épaisseur des parois vésicales, l'induration du tissu cellulaire qui ne peut céder et la présence d'une hernie épiploïque considérable. — Cette hernie tend fortement les feuillets de l'épiploon au devant des intestins et gène leur ascension au-dessus de la vessie.

Il serait facile sans doute, en parcourant les amphithéâtres, de trouver des cas semblables. Ceux que je viens de signaler sont suffisants pour montrer qu'en présence d'une rétention d'urine, compliquée de hernie irréductible ou d'hydrocèle ancienne, on doit être encore plus prudent que dans les circonstances ordinaires.

Je ne terminerai point la question des rapports de la paroi antérieure de la vessie, sans dire quelques mots de la cavité prépéritonéale de Retzius. J'ai eu plusieurs fois l'occasion d'étudier cette cavité après mes injections, et je l'ai trouvée aussi évidente que possible. J'avais pensé d'abord à la décrire, mais ce qu'en dit Retzius est si net et si complet que, comme le rapporte Hyrtl, il n'y a plus rien à ajouter. Je renvoie donc à l'article de M. Constantin Paul (*Bulletin de la Société anatomique*, 1862, page 320).—Les conséquences pathologiques tirées par cet auteur sont des plus intéressantes; on voit, dans quelques-unes de ses observations, que les abcès prépéritonéaux *simulent, à s'y méprendre, la vessie distendue.* Il faut donc se tenir en garde contre cette cause d'erreur inconnue jusqu'à ces derniers temps.

Maintenant que nous avons acquis la connaissance des rapports de la vessie, cherchons à déterminer le point où il faut pratiquer la ponction hypogastrique. La difficulté est beaucoup plus grande qu'on ne le croirait, car il faut tenir compte de l'état des organes du malade et des conséquences possibles du procédé suivi :

1° Les auteurs rapportent plusieurs accidents survenus pour avoir cherché à atteindre la vessie très-près du pubis.

Exemples : Observations Desruelle et Destouches (Jallet, p. 14, *loc. cit.*). Le trocart droit fut arrêté par la symphyse;

Cas de Malgaigne, que je tiens de M. Voillemier, dans lequel l'illustre professeur fit la ponction très-bas, contrairement à son habitude, et n'atteignit pas la vessie;

Cas de MM. Monod, Chassaignac, Robert, Cazenave, de Bordeaux, où la prostate fut piquée par le trocart courbe.

Indépendamment de ces observations, on reconnait la possibilité d'autres inconvénients, tels que l'inflammation et la gangrène du bas-fond de la vessie, lorsqu'on laisse une canule à demeure. Cette canule, à cause de sa rigidité, n'a pas suffisamment d'espace pour se loger, et est très-exposée à sortir de l'abdomen.

Les chirurgiens qui recommandent ce point rapproché de la symphyse, s'appuient sur ce que le péritoine est plus sûrement évité, de même que l'infiltration urineuse par retrait du réservoir dans le bassin ; d'après eux également, les adhérences sont facilitées.

2° Quand on ponctionne dans un point élevé, la péritonite par propagation inflammatoire ou par épanchement dans la séreuse est plus à craindre, l'action de la pesanteur plus difficile à surmonter ; enfin, la vessie menace d'abandonner l'instrument mis à demeure, et les adhérences deviennent difficiles.

A mon avis, les avantages que l'on vante de part et d'autre ne compensent pas les dangers que l'on court. Il faut donc, pour les rétentions d'urine les plus fréquentes, prendre un terme moyen, et opérer à 2 ou 3 centimètres du pubis. S'il se présente une indication particulière, par exemple un cancer de la prostate ou une hypertrophie très-grande des parois vésicales, on fera la ponction à 1 ou 2 centimètres plus haut, comme le conseille M. Chassaignac (*Soc. chir.*, tome VIII, 1re série).

§ III. — Incision et ponction.

La pensée de faire une incision profonde, avant de plonger le trocart, est aussi ancienne que l'opération elle-même, puisque Méry, auquel on attribue généralement la première ponction hypogastrique, incisa, couche par couche, au côté externe du muscle droit. Abernethy principalement s'est servi de cette incision, et M. Deguise (*Soc. chir.*, 1857) en fait lui aussi un des temps de l'opération ; quelques chirurgiens (Velpeau, *Méd. op.*, t. IV) la considèrent comme inutile, d'autres même comme nuisible. Suivant ces derniers, elle expose beaucoup à l'infiltration urineuse. Je partage complétement leur avis, car une large incision nuit encore à la solidité de l'instrument laissé à demeure et peut faire craindre une suppuration assez longue. Il convient donc de la réserver pour les sujets très-gras (Franc, Voillemier) auxquels il serait impossible de faire la ponction rectale.

Si l'incision jusqu'à la ligne blanche, pénible, douloureuse et entourée de dangers, doit être bannie, il n'en est pas de même de la section superficielle de la peau, qu'en chirurgie on recommande pour la plupart des ponctions. Dans le cas qui nous occupe, plus que dans tout autre, comme il est important de ne pas dévier, de ne pas enfoncer brusquement, l'usage préliminaire de la lancette ou du bistouri sera donc utile. On s'en servira, juste assez, pour diviser la partie la plus dure et la plus sensible de la peau. Le trocart parviendra ensuite dans la vessie sans résistance, écartant plutôt que divisant les tissus, comme le dit M. Voillemier.

La pression lente sur le trocart, telle que l'indiquait Malgaigne (*Méd. op.*, 1861, p. 13), est, je crois, beaucoup trop négligée ; on a hâte d'arriver, et quelquefois on dépasse le but. Si on pousse doucement, au contraire, on sent lorsqu'il n'y a plus de résistance ; c'est le moment où l'instrument arrive dans le réservoir urinaire. J'ai indiqué 5 à 6 centimètres comme longueur suffisante de la partie du trocart qui doit être plongée ; rien n'empêche certainement d'ajouter ou de retrancher s'il y a besoin.

Quant à la direction qu'il faut donner à l'instrument, mon avis est qu'on doit le plonger perpendiculairement. Les ponctions obliques, en effet, même avec le trocart droit (Richard, *loc. cit.*), n'offrent pas un résultat sûr.

Théoriquement, on en tire un grand bénéfice; mais, quelle que soit la forme de l'instrument employé, on ne sera jamais certain du point d'entrée dans la vessie, à cause des différences d'épaisseur de cette dernière et des parois du ventre.

Examinons maintenant quelle devra être la forme du trocart à employer :

Les premiers essais furent faits avec un trocart droit ; des accidents survenus parce que la canule, trop courte dans des cas, était trop longue dans d'autres, firent abandonner celui-ci pour le trocart courbe de frère Côme.

J'insisterai peu ici sur la forme de l'instrument dont on doit se servir, parce que sa partie importante est surtout la canule ; je dirai seulement que l'avantage qu'on accorde à la courbure, d'aller chercher la vessie derrière le pubis, est précisément ce qui en fait l'inconvénient ; cette courbure empêche de savoir où l'on va ; et si la prostrate est tuméfiée, on a grande chance de la piquer, ainsi qu'on l'a vu dans les cas cités plus haut.

Le trocart rectiligne commence, du reste, à revenir en faveur. On en a la preuve dans la pratique de plusieurs chirurgiens :

M. Huguier (*Soc. chir.*, p. 57), qui ayant vu Richerand atteindre une prostrate avec un trocart courbe, se sert de l'instrument droit.

MM. Richard (*Pratique journalière de la Chirurgie*), Deguise, Malgaigne, etc., qui n'en emploient pas d'autre, lui trouvant plus de précision.

Lorsque le poinçon est parvenu dans la vessie, il faut, à mesure qu'on le retire, enfoncer simultanément la canule, car si ce poinçon n'avait que faiblement pénétré dans la poche urinaire et si on se contentait de mainte-

nir seulement la gaîne du trocart, cette poche serait abandonnée, fait très-grave au moment où le besoin d'évacuer
est extrême.

Je ne ferai que signaler en passant l'ablation immédiate
de la canule après la sortie du liquide, car je ne suis
pas partisan des ponctions successives. Si on croyait à
l'indication de cette façon d'opérer, il y aurait lieu d'employer un trocart explorateur, et de faire, chaque jour au
moins, une ponction capillaire, soit du rectum à l'exemple
de Jobert, de Lamballe (*Journal de méd. et de chir. pratiques*, 1857), soit de l'hypogastre, comme l'a pratiquée
sur quatre ou cinq malades M. Lacroix, de Béziers (*Bull.
thérap.*, 1851). Lorsqu'on retirera la canule, il ne faudra
pas oublier de mettre son doigt sur l'orifice (Malgaigne).

§ IV. — *Instruments qu'on doit laisser à demeure ; —
mode d'évacuation de l'urine.*

Ce sont les suites de l'ouverture faite à la vessie qu'il
faut redouter le plus ; il importe donc essentiellement
d'adapter à cet orifice artificiel un canal répondant à tous
les besoins : largeur suffisante, longueur, solidité. Les
chirurgiens ont longtemps cherché l'instrument le plus
convenable, et il faut l'avouer, ils n'en ont pas encore
trouvé un réellement bon ; il s'agit donc pour nous de
reconnaître, parmi ceux existants, quel est le moins mauvais.

Les canules métalliques ont exclusivement, d'après
l'avis presque général, l'avantage capital de remplir exactement la plaie et de présenter une voie plus large à
l'issue de l'urine ; j'espère pourtant démontrer que les
sondes en gomme leur sont préférables, ayant à peu près

les mêmes avantages sans présenter les mêmes inconvénients.

La canule droite est certainement le pire de tous les instruments. Comme le dit Boyer, si elle est trop courte, elle abandonne la vessie ; si elle tombe dans l'excès contraire, elle peut faire gangrener l'organe et même le rectum (cas de Scharp, Boyer, *Mal. chir.*, t. IX, p. 150). De plus elle ne présente pas le moyen d'être fixée solidement et est chassée sans possibilité de la remettre (observ. Richet et Cazenave de Bordeaux).

Si on lui compare la canule courbe, on voit que celle-ci est préférable, car du moins, elle plonge profondément dans la vessie et ne peut pas l'abandonner aussi facilement, quand l'urine est évacuée.

Ces inconvénients se sont cependant produits dans plusieurs circonstances : dans la 5e observation du mémoire de M. Fleury, de Clermont (*Gaz. médic.*, 1858, p. 371), et chez un sujet indocile dont parle Malgaigne, elle est arrachée ; le malade meurt d'une péritonite.

Dans l'observation 4, on la voit également chassée, deux jours seulement après l'opération, de sorte que rien ne survient immédiatement, plus tard il se forme un abcès ; enfin dans un cas de Robert, elle sortit au bout de dix jours.

Plusieurs auteurs prétendent aussi que la canule courbe enflamme la vessie et les parois de l'abdomen (Velpeau, *Méd. opér.* — Voillemier, *loc. cit.*), on en a des exemples dans la 4e observation de M. Fleury et dans celle de M. Monod. (Voir la statistique.)

Dans les cas de MM. Ricord et Le Roy d'Etiolles (*Soc. chirur.*, tome VI, 1re série, p. 117), la vessie s'enflamma et sans qu'on puisse s'expliquer pourquoi on ne put ôter le corps étranger; alors survinrent tous les accidents qui accompagnent la présence d'un calcul.

Frappés depuis longtemps de ces graves inconvénients, les chirurgiens ont cherché à y remédier. Desault (*OEuvr. chirurg.*, t. III, page 318), après avoir introduit le trocart courbe, remplace le poinçon par une deuxième canule arrondie à son extrémité inférieure et percée sur ses côtés de deux ouvertures elliptiques comme les algalies ordinaires. — Je ne sais quel est l'inventeur de ce procédé; en tout cas, on ne s'en est guère servi et Desault n'a pas pu l'expérimenter souvent, n'ayant pratiqué qu'une fois la ponction hypogastrique. Quoi qu'il en soit, le conseil paraît bon, puisqu'il diminue les chances d'inflammation du bas-fond de la vessie; M. Huguier l'a mis à profit et engage à faire dépasser d'au moins 1 centimètre la canule droite dont il se sert, par une sonde en gomme élastique.

M. J. Cloquet (Velpeau, *Méd. op.*) fit construire, vers 1820, une gaîne flexible servant de chemise à la canule; cette modification est, paraît-il, d'une application difficile, aussi ne l'emploie-t-on point.

Ces améliorations atténuent très peu en réalité les désidérata, et on est toujours presque autant exposé; aussi dans la pratique ordinaire ne voit-on employer que la canule classique du frère Côme.

Ce n'est point cet instrument que je veux recommander; cependant, comme on s'en sert très-souvent, il est bon d'indiquer les précautions à prendre : on le bouche avec un fosset de bois ou d'ivoire et, de temps en temps, on a le soin de le débarrasser des dépôts calcaires et même de le changer; pour ce faire, on attend quatre ou cinq jours au moins après la ponction, afin d'être plus sûr qu'il y a des adhérences solides. Pour la mutation, la coutume de Robert est bonne à suivre : faire uriner le malade, passer une sonde en gomme dans la canule à demeure, retirer celle-ci et introduire la deuxième canule sur la sonde.

Parmi ces précautions à suivre, j'ai indiqué l'emploi d'un fosset, ce qui en apparence semble inoffensif ; je dois cependant mentionner que dans une circonstance, on en avait introduit un de bois dilatable, très-profondément. Il fut impossible de l'arracher par aucun moyen et on dut retirer la canule au risque de lui faire abandonner la vessie, de manière à pouvoir la couper avec de fortes pinces et attendre le moment opportun pour lui en substituer une autre (communication orale de M. le professeur Jarjavay).

Presque tous les auteurs mettent définitivement la sonde en gomme élastique au bout d'un temps qu'on fait varier sans nécessité de quatre à quinze jours ; mais à dire vrai, cette substitution n'est guère utile, car lorsque la canule, s'adaptant bien aux organes, a été tolérée huit jours, elle peut l'être des mois, si on en a besoin, comme l'attestent plusieurs des faits de ma statistique. C'est près du début de la ponction, que le corps étranger doit être souple ; or on ne peut effectuer le changement tardif aussi tôt, les adhérences n'étant pas suffisantes et la contraction vésicale ne pouvant plus, déjà, combler assez bien la différence du diamètre, qu'il y a entre les deux instruments.

C'est, en résumé, dès le principe qu'il faut introduire l'instrument destiné à rester à demeure, et cet instrument est la sonde en gomme élastique. La supériorité de celle-ci sur la canule est reconnue depuis longtemps, et pour ne parler que de ce siècle, on voit des chirurgiens étrangers (observ. 5.), Malgaigne, M. Deguise, qui ont ponctionné souvent, M. Richard, ne se servir que du trocart droit et de la sonde en gomme placée de suite à demeure. Ducamp (*Traité des rétentions d'urine*, 1823, p. 139) avait la même coutume, excepté qu'il employait le trocart courbe. M. Voillemier n'est pas ennemi de cette pratique pourvu qu'on laisse la sonde ouverte; il incline cependant vers la substitution faite seulement au bout de trente-six à quarante-huit heures, moment à la fois trop éloigné et trop rapproché, ce me semble, dans la majorité des cas. — Enfin dans les deux observations qui me sont personnelles, et dans une troisième que j'ai vue à l'hôpital Necker, la sonde en gomme a eu le meilleur résultat.

Voici les avantages de la conduite que je considère comme supérieure : la sonde plonge dans la vessie et s'y replie sans difficulté de façon à n'exercer par son contact aucune irritation; pas une observation ne signale d'inflammation causée par son fait. Non-seulement elle plonge beaucoup dans la vessie, ce qui l'empêche de s'échapper, mais encore elle dépasse le niveau des parois du ventre, assez pour qu'on évite le contact de l'urine qui, avec la canule, contribue beaucoup à enflammer la plaie et à faire excorier la peau; on peut même maintenir cette sonde constamment ouverte et plongée dans un urinal.

Les inconvénients qu'on pourrait trouver à son usage seraient de ne pas remplir la plaie aussi exactement que le fait la canule (Velpeau, Fleury, de Clermont, etc), et de ne pas présenter un canal suffisant pour satisfaire assez tôt les contractions vésicales.

Ces griefs seraient d'une grande importance. Avant de les examiner, voyons si les craintes qu'ils inspirent sont

fondées sur l'observation : pas une issue funeste n'est signalée dans les différents recueils et je n'en connais
qu'une seule, que m'a fait connaître M. le professeur
Gosselin (voir ma statistique). L'absence de trocart courbe,
dans un cas pressant, avait obligé l'habile chirurgien à
employer un trocart droit et une sonde en gomme, substituée immédiatement. Il se produisit une infiltration
urineuse mortelle :

Dans une de mes observations personnelles, la sonde
sortit le septième jour, mais rien n'étonne dans cet accident, attendu que l'algalie avait été réduite à moitié de
sa longueur.

Voyons donc ce qu'il y a de sérieux dans les reproches :
on dit, ce qui est très-exact, qu'on est obligé d'introduire
la sonde par la canule et que la première est forcément
d'un diamètre moindre ; évaluons cette différence à un
millimètre environ. Si on se rappelle ce qui se passe tous
les jours en chirurgie, on ne sera pas très-effrayé de l'espace à combler ; ne sait-on pas qu'on fait très-souvent
des ponctions du péritoine, des ovaires, et que l'ouverture se ferme aussitôt.

Sur la vessie même, les ponctions successives n'en-
traînent pas d'épanchement urineux, preuve bien évidente que le retrait de l'organe est instantané, et la
plupart des auteurs qui se sont occupés de la taille hypogastrique ont vu combien était réelle et efficace la con-
striction de la vessie sur une canule, plus petite cependant que l'ouverture pratiquée. (Amussat, Souberbielle,
Ribes (*Bull. Acad. méd.*, décembre 1827), Baudens dans
trois observations (*Mém. méd. et chir. mil.*, 1830), ont
observé qu'il arrive souvent que dans les premiers jours
qui suivent la taille, par le haut appareil, il ne sort pas

pour ainsi dire d'urine par l'ouverture de l'hypogastre, en dehors de la canule.)

Les craintes qu'on éprouve par suite de la différence de diamètre ne sont donc pas fondées, et, toutes choses égales d'ailleurs, il n'y a pas une différence assez appréciable entre les volumes, pour expliquer la réprobation portée sans preuves cliniques suffisantes.

Un fait bien certain pour tout le monde, par exemple, c'est qu'au bout de quelque temps, quand il s'est formé des adhérences et un canal bien constitué, il peut passer de l'urine le long des parois de la sonde, mais ceci se produit aussi bien avec la canule, d'après l'avis de plusieurs chirurgiens, notamment Velpeau. Tous les instruments sont par conséquent aussi défectueux, sous ce rapport.

Quant à la différence de la largeur réelle du canal, elle est notable, et dans le même temps il sortira moitié moins de liquide par la sonde que par la canule. Un moyen simple d'y remédier c'est d'éviter les contractions énergiques de la vessie : on y arrivera en combattant l'inflammation et en faisant uriner souvent le malade. Voici la précaution capitale après la ponction, comme me le disait, dans ses excellents avis, M. le professeur Jarjavay; si on le néglige, il y a danger de mort.

Du reste l'état particulier de la vessie, dans les premiers jours qui suivent une rétention, surtout subite, favorise beaucoup l'évacuation lente du liquide. On sait l'influence qu'a la distension exagérée sur les fibres musculaires ; la fatigue peut aller jusqu'à la paralysie, comme le raconte Ambroise Paré : «Un jeune cavalier, chevauchant avec une honnête demoiselle, en croupe, n'osa descendre pour satisfaire un violent besoin d'uriner et fut pris de rétention. Chez un de mes malades (obs. 10), j'ai vu le jet d'urine par la canule, s'arrêter bien avant que la vessie se soit vidée ; il fallait presser sur le ventre pour faire venir du liquide.

En résumé, il suffira, dans les premiers jours de l'opération, d'ouvrir souvent la sonde, toutes les deux heures par exemple, afin de se mettre à l'abri du danger. A chaque fois, il viendra un peu de liquide, par des contractions sourdes du réservoir urinaire. S'il n'en sort pas et si le malade a bu depuis peu de temps, on n'attendra pas deux nouvelles heures pour faire une autre tentative.

Quant au conseil de se mettre sur le côté pour uriner, il ne me paraît pas toujours prudent dans les premiers jours, car, si on s'incline trop, sans que la vessie se contracte, l'urine s'échappera le long de la sonde.

Quelques chirurgiens sont d'avis de laisser la canule ou la sonde continuellement ouverte : Méry, lors de sa première ponction, la laissa pendant un jour; M. Richard plonge dans un urinal l'extrémité libre de la sonde molle et courbe dont il se sert. Cette pratique aurait sans doute son utilité, mais elle pourrait aussi présenter des inconvénients graves, car la muqueuse vésicale, déjà malade, restant au contact de l'air et toujours vide, se ratatinerait sur l'instrument et s'enflammerait.

Il se présente ici la question de savoir s'il faut substituer la sonde immédiatement après l'ablation du trocart, ou attendre que le réservoir soit débarrassé. Les partisans de la substitution immédiate (Deguise, *Soc. chir.*, 57. — M. Richard, etc.) disent que la contraction énergique de la vessie, dans ce moment, favorise le resserrement sur la sonde qui a un plus petit calibre. Mon opinion est d'attendre que la vessie soit vidée, car si on laisse libre le moindre passage, alors que l'organe tend à se débarrasser

par n'importe quelle voie, l'urine en profitera d'autant
plus que la sonde évacue moins vite que la canule.

Peut-être trouvera-t-on étonnant que je conseille, pour
certains malades, d'augmenter la quantité de boissons.
En effet l'urine devient plus abondante et rend plus grandes les chances d'infiltration ; au premier abord, mon
procédé paraît donc dangereux, mais on cessera de s'in-
quiéter si on songe que le malade urine fort souvent et
que son état général gagne beaucoup à la rénovation constante du liquide, très-vite putrifié quand il séjourne
dans la vessie.

Ce que j'ai dit dans les deux premières parties de mon
travail montre, je crois, que la ponction hypogastrique
de la vessie est facile en elle-même et peu dangereuse
lorsqu'on prend les précautions suffisantes. Je me propose de chercher à présent son utilité dans les rétentions
d'urine.

TROISIÈME PARTIE

INDICATIONS DE LA PONCTION.

Il ne me serait pas possible de me maintenir dans les limites d'une thèse, si je voulais discuter complétement l'intervention chirurgicale dans les cas si différents et si compliqués dont la rétention n'est que le symptôme. Je me contenterai donc d'ébaucher la question, dessinant les traits les plus frappants et donnant les résultats que j'ai déduits des connaissances que je possède sur le sujet.

Qu'on me permettre tout d'abord, de citer deux auteurs aussi autorisés que Civiale et M. Sédillot pour prévenir des difficultés qu'il faudra vaincre et prémunir contre la partialité dans l'emploi des méthodes thérapeutiques :

« On est en face d'une rétention d'urine qui, d'un instant à l'autre, peut devenir menaçante et compromettre l'existence du malade. S'il faut savoir temporiser dans beaucoup de cas, si j'ai conseillé de recourir aux moyens du ressort de la médecine, cette méthode expectante, ou du moins peu active, doit aussi avoir un terme; il y aurait inconvénient à perdre un temps aussi précieux.

« Quant aux moyens dont l'art dispose, cathétérisme forcé, ponction des rétrécissements d'avant en arrière, section externe, etc., leur emploi est entouré de difficultés et d'écueils. Ainsi, d'un côté, les phénomènes morbides sans cesse croissants et, de l'autre, les suites trop souvent fâcheuses que ne manquent presque jamais d'entraîner la force et la violence, si souvent usitées en pareil cas, placent l'opérateur dans la position la plus embarrassante. Je ne saurais trop le répéter, il n'est pas en chirurgie de circonstances plus critiques, et qui réclament tout à la fois plus de hardiesse, de prudence, de dextérité, de courage et d'abnégation. C'est le cas de répéter ici ce que disait le professeur Dubois, au sujet des accouchements laborieux : « Quand vous serez là, vous ferez « comme vous pourrez »…. La conduite à tenir dépend beaucoup de l'habitude que le chirurgien a d'opérer, de ses inspirations et des indications spéciales du cas en face duquel on se trouve. » (Civiale, *Maladies des organes génito-urinaires,* t. I, p. 611.)

Nous pourrions affirmer sans crainte d'être démenti par l'expérience de nos plus illustres confrères, qu'il est peu de lésions chirurgicales dont les indications échappent autant à des règles fixes et certaines, dont la guérison réclame plus de sagacité, d'esprit, de ressource et d'habileté pratique………… ; l'enthousiasme de la plupart des hommes pour leurs propres inventions ou pour les moyens dont ils usent de préférence, explique ces sortes de modes passagères dont ont joui des méthodes tombées un peu plus tard dans l'abandon le plus complet (Sédillot, *Gaz. médicale,* 1854, mémoire sur l'uréthrotomie externe).

CHAPITRE I.

PONCTION DANS LES RÉTRÉCISSEMENTS INFRANCHISSABLES DE L'URÈTHRE.

La ponction dans les rétrécissements de l'urèthre a l'avantage : 1° d'évacuer immédiatement l'urine; 2° de permettre au malade, s'il est dans un état général trop mauvais, de se rétablir, et d'attendre le moment propice à une autre intervention; 3° de calmer, mieux que tout autre moyen, l'inflammation des voies naturelles; 4° de donner la possibilité de faire le cathétérisme que M. Chassaignac a appelé rétro-uréthral. (*Gaz. des hôp.*, 1844.)

Passons en revue les principales variétés de rétrécissements qui peuvent nécessiter la ponction.

1° Rétrécissements aigus de tout le canal, par inflammation, obstructions par des corps étrangers, etc. Je réunis ces variétés, quoiqu'elles soient très-différentes, parce qu'elles nécessitent si rarement la ponction que je veux seulement les signaler. Les moyens médicaux suffisent le plus souvent pour la première; la seconde demande l'extraction de l'obstacle.

2° Rétrécissements fibreux, infranchissables. Leur existence n'est plus contestable (Giraldès, *Soc. chir.*, t. V, 1re série, p. 410), ils se produisent, peu à peu, à la suite de blennorrhagies, rendant la miction de plus en plus difficile, et arrivent, en un temps extrêmement variable, à fermer complétement l'urèthre. — Cette extrémité déplorable est rare, il faut le dire, et témoigne de l'incurie de quelques malades, mais enfin on l'a observée.

On les reconnaît à la marche qu'ils ont suivie, à l'impossibilité de les franchir par n'importe quel moyen, à l'examen direct par l'endoscope, aux indurations du canal, etc.

Que faire pour les combattre? Il serait trop long de citer ce que les auteurs ont dit sur ce sujet, je m'en tiendrai à l'opinion de M. le professeur Sédillot (*Mém. sur l'uréthr. externe*, 1854). « Dans les cas de rétrécissements infranchissables, il n'y a que deux moyens : l'uréthrotomie externe et le cathétérisme forcé. La ponction vésicale, excellente sans doute, et sans aucun danger dans les cas de rétentions urinaires aiguës, est absolument inapplicable aux cas dont nous nous occupons, *puisque la nature du rétrécissement ne serait pas modifiée* par la nouvelle voie donnée aux urines et que le problème de la guérison se représenterait un peu plus tard, sans le moindre changement. »

Les paroles de ce chirurgien distingué, sont, je crois, l'expression d'un sentiment à peu près général, l'uréthrotomie interne est impossible et la ponction vésicale un simple atermoiement; je ne dis pas pourtant qu'il faille la rejeter tout à fait, car le malade se présente quelquefois dans un état si déplorable qu'il est incapable de supporter une longue opération, et dans quelques circonstances, l'uréthrotomie externe ne peut être achevée. Cette uréthrotomie est, malgré sa difficulté, la seule opération rationnelle dans les cas ordinaires, ainsi que le dit M. Sédillot, et ce n'est que comme mémoire qu'on parle de la détestable opération du cathétérisme forcé.

3° Je rapproche de cette classe de rétrécissements, pour la thérapeutique que l'on doit employer, ceux que j'appellerai rétrécissements infranchissables compliqués.

Il n'y a plus là simple angustie en un point; les désordres, dus le plus souvent à des plaies contuses du périnée, sont nombreux. Il existe des fistules, des dilatations du canal, des brides et même une destruction complète d'une partie notable de l'urèthre. L'urine coule plus ou moins bien, pendant longtemps, par les fistules, mais tout à coup, sous l'influence d'excès quelconques, quelquefois sans cause apparente, la rétention devient complète. — Là encore on devra pratiquer l'uréthrotomie externe simple ou avec excision du canal (Bourguet, d'Aix), incision prérectale (Demarquay). — L'uréthrotomie interne est souvent presque impossible dans ces cas et présente peu de chances de réussite; la ponction vésicale ne modifie pas l'état des voies naturelles. Et cependant cette opération aura encore quelquefois son utilité, car elle permettra de faire le cathétérisme rétro-uréthral.

Je ne parlerai point avec détails de ce cathétérisme, décrit aujourd'hui dans tous les ouvrages récents et dans plusieurs thèses (Spiess, Larmande, etc.). Il fut employé pour la première fois par Hunter ou par Verguin, et devint l'objet de communications intéressantes à la Société de chirurgie de la part de MM. Chassaignac, Morel-Lavallé et Voillemier (*Bull. de la Soc. chir.*, t. VIII, 1re série, p. 97 et 112). — Je me contenterai de signaler quelques nouveaux faits où il a rendu de grands services. Ainsi dans le cas de M. Paul Guersant, que M. Blondeau a donné dernièrement avec tous ses détails (*Gaz. des hôp.*, 1867, p. 345.) — Cette observation, fort longue, est très-intéressante et fait juger des avantages du cathétérisme rétro-uréthral et de ses difficultés. Je ne crois pas utile de la transcrire, puisque sa publication récente permet à tous de la consulter; mais je reproduirai deux faits qui ont un intérêt spécial pour moi.

OBSERVATION VIII.

M. Giraldès communique à la Société de médecine de Paris, le 21 juin 1867, l'observation suivante :

En 1861 est entré dans mon service, à l'hôpital des Enfants-Malades, le nommé B..... (Théodore), âgé de 14 ans, pour une plaie contuse de périnée avec écrasement du canal de l'urèthre. Cette blessure s'est compliquée de rétention d'urine.

Après des tentatives infructueuses pour parvenir dans la vessie par la voie normale, l'organe étant distendu jusqu'à l'ombilic, je me suis décidé à pratiquer la ponction hypogastrique.

Quelques jours après, dans le but de favoriser le rétablissement du canal, détruit dans l'étendue de près de 3 centimètres, j'ai eu recours au procédé suivant : une sonde de gomme élastique est passée, par la plaie hypogastrique, dans la vessie; glisse dans le col de l'organe et traverse le périnée, où l'on peut la saisir.

Une seconde sonde d'un calibre plus fort est introduite par le méat urinaire et à son tour arrive dans le périnée. Alors, l'extrémité arrondie de la sonde uréthrale est retranchée, afin de permettre d'introduire dans son canal la sonde vésicale. Cela fait, la première est ramenée en dehors, entraînant avec elle celle précédemment passée dans la vessie par la plaie hypogastrique. Le canal de l'urèthre et le col de la vessie se trouvent occupés par une sonde unique, à l'extrémité vésicale de laquelle on a eu le soin d'attacher un gros fil qui traverse la plaie hypogastrique et permet le renouvellement de l'instrument autant de fois que cela est nécessaire.

Après un séjour de plus d'une année à l'hôpital, l'enfant est sorti guéri. En 1864, il entra à l'hôpital Necker pour un rétrécissement du canal, rétrécissement réclamant l'uréthrotomie, qui fut faite par M. Desormeaux; l'enfant succomba aux accidents consécutifs.

J'observai ce malade pendant mon externat à Necker, en 1865. Il nous frappa tous par sa pusillanimité et les accidents fébriles que lui causaient les tentatives de cathétérisme. M. Desormeaux, voyant qu'on ne pourrait arriver à rien par la dilatation, pratiqua l'uréthrotomie interne; mais les symptômes les plus graves se manifestèrent dès le lendemain : fièvre intense, état typhoïde. L'articulation coxo-fémorale gauche devint douloureuse, rouge, tuméfiée, et un vaste abcès se révéla par une fluctuation évidente. Malgré l'emploi du drainage et des moyens généraux les plus actifs, les symptômes, devenus de plus en plus alarmants, se terminèrent par la mort.

À l'autopsie, on trouva une nécrose du quart supérieur du fémur et une destruction complète des ligaments articulaires.

OBSERVATION IX.

M. Giraldès (seconde observation communiquée à la Société de médecine de Paris, le 22 juin 1867).

Le second fait a pour sujet un jeune garçon de 14 ans, entré pour un abcès du périnée occasionné par des contusions de cette région. L'abcès a laissé après lui une coarctation de l'urèthre; et, au moment où le jeune malade a quitté le service, il existait une fistule périnéale et une oblitération du canal de l'urèthre.

Le malade entre de nouveau dans le service en 1867; l'urèthre est oblitéré, le périnée est le siége de plusieurs fistules à trajet capillaire, ne donnant pas même accès au stylet d'Anel.

Sans conducteur possible, j'essaye de trouver le canal : pour cela, je fais une incision curviligne comme dans la taille bilatérale, au devant de l'anus, puis je fais tomber perpendiculairement une autre incision sur celle-ci. Malgré tout, je ne pus parvenir à trouver le canal. Alors, comme il manque ici de fistule hypogastrique, je vais avec le bistouri à la recherche de la vessie comme dans la taille pour le haut appareil. La vessie étant incisée, je glisse dans la cavité une sonde et je la fais cheminer à travers le col jusque dans la portion périnéale; cela fait, un cathéter cannelé est passé dans l'urèthre, et, à la faveur de cet instrument, je divise la portion oblitérée du canal. Le cathéter est remplacé par une sonde, et je procède comme dans le premier cas.

Le canal était oblitéré dans une étendue d'au moins 4 centimètres.

Le jeune malade est encore en traitement, le canal n'étant pas complétement constitué.

Je cite cette observation comme étant un des nombreux exemples où l'urèthrotomie externe ne peut être terminée. Elle présente également ceci de remarquable que M. Giraldès n'a pas craint de faire la cystotomie sus-pubienne pour aller à la recherche du canal par le col de la vessie.

Malgré la réussite qu'ont eue plusieurs chirurgiens, comme nous venons de le voir, le cathétérisme rétro-uréthral n'est cependant pas considéré, par beaucoup encore, comme une opération sur laquelle on peut compter (Sédillot, Lenoir); car assez souvent on ne rencontre par l'ouverture de l'urèthre.

4° *Rétrécissements compliqués d'inflammation ou de rétention aiguë.* — C'est dans ces cas nombreux que la ponction hypogastrique de la vessie est le moyen par excellence. Elle combat l'inflammation et rend rapidement au canal sa perméabilité. (On lira avec intérêt les paroles de Gerdy (*Bull. Soc. chir.*, t. V, 1ʳᵉ série, p. 415), et la note de M. Sédillot, jointe à son mémoire sur l'uréthrotomie externe (*Gaz. méd.*, 1854). Il y a unanimité pour ainsi dire sur ce point, et il faut un grand parti pris pour penser autrement. Aussi est-il inutile de citer de rares dissidents qui affirment que la ponction n'a aucune influence; que les moyens médicaux sont suffisants; que si on attendait assez, le canal deviendrait perméable. Pour leur répondre, il n'y a qu'à leur opposer les fausses routes nombreuses qui rendent les difficultés beaucoup plus grandes, les phlébites déterminées par des tentatives de cathétérisme trop persistantes, les symptômes généraux qui peuvent causer la mort.

Qu'on ne croie pas cependant que je conseille de faire la ponction dès que le rétrécissement ne sera plus perméable. — Tant que les souffrances ne sont pas déchirantes, que le volume de la vessie ne menace pas, on doit employer les sangsues, les bains, les cataplasmes. Si tout est inutile, on fait l'opération. — Il suffit de se reporter au simple énoncé des faits de ma statistique pour trouver une réussite presque constante dans ces rétrécissements enflammés et compliqués, très-souvent, de fausses routes. Je choisirai entre tous, pour raconter ceux auxquels j'attache un intérêt particulier.

OBSERVATION X.

Rétention d'urine ; fausse route ; hémorrhagique abondante ; ponction hypogastrique. Guérison.

Valois (Jacques), âgé de 48 ans, demeurant rue des Trois-Couronnes, 8, entre, le 12 septembre 1867, à l'hôpital Saint-Louis.

Vers l'âge de 14 ans, ce malade, du reste très-faible, avait été atteint d'incontinence nocturne d'urine. Pendant le jour, même, si l'exigence de l'atelier lui faisait combattre le besoin, la miction ne tardait pas à se faire malgré lui.

Cet état avait disparu après deux ans de durée.

En 1855, ayant un jour trop résisté, il fut pris d'une rétention subite, vaincue facilement par un bain.

Jusqu'au commencement de l'année dernière, rien de nouveau ne se manifesta du côté des voies urinaires : ce malade n'a jamais éprouvé d'accident vénérien, jamais de contusion périnéale.

Cependant depuis dix-huit mois son jet d'urine a progressivement diminué, et tous les quinze jours à peu près du sang coule par l'anus, surtout pendant la défécation.

Aucun traitement rationnel n'étant suivi, la rétention devient tout à coup complète le 10 septembre à cinq heures du soir.

Rentré chez lui, Vallois prend sans résultat un bain et ses tisanes ordinaires (queues de cerises, racines de fraisier) qui ne font qu'augmenter la quantité d'urine. Trente heures se passent dans la plus grande anxiété ; des vomissements surviennent dans la matinée du 12 ; pourtant ce n'est qu'à deux jours du début de la rétention, qu'un médecin appelé cherche à la combattre.

Après diverses tentatives infructueuses, des efforts très-violents avec une sonde métallique causent une douleur atroce et sont suivis d'une hémorrhagie évaluée à un grand verre. C'est alors qu'on apporte le malade à l'hôpital.

Je le trouve dans un état déplorable : la face pâle, couverte de sueur froide ; le pouls petit, à 120 pulsations ; il accuse des douleurs insupportables du côté des reins, et un besoin incessant d'uriner. Les vomissements recommencent, il y a tendance à la syncope. Comme signes locaux : les parties sont couvertes de sang, les parois du ventre soulevées par une tumeur remontant au-dessus de l'ombilic ; le rectum au contraire est déprimé par la saillie vésicale. On sent à l'entrée de cet organe une petite hémorrhoïde affaissée ; la prostate est normale.

Après un diagnostic aussi sûr, j'essaye de franchir l'obstacle avec la sonde de trousse et les plus petites sondes en gomme ; malgré de grandes précautions, la sonde en argent fait venir 20 à 30 gouttes de sang. Alors, pensant que si la fausse route est petite, je serai plus heureux avec un fort calibre, j'emploie une grosse sonde dirigée sans effort.

Au niveau du bulbe, le pavillon dévie du côté de la cuisse droite du malade sans pouvoir avancer et, aussitôt que l'instrument est retiré un jet de sang pur sort de la verge par saccades ; l'hémorrhagie donne environ demi-verre. Nous nous décidons alors, deux de mes collègues (1) et moi, à faire la ponction vésicale, les indications nous semblant aussi précises que possible : longue durée de la rétention ; souffrances, épuisement du malade ; menace de rupture de la vessie énormément distendue ; impossibilité d'arriver par l'urèthre.

Je pratique une incision superficielle des téguments à trois centimètres au-dessus de la symphyse et j'enfonce le *trocart à ascites*. L'urine est projetée à un mètre, tant est grande la distension du réservoir. — Quand elle a cessé de couler, je passe dans la canule une sonde en gomme élastique n° 12. Celle-ci est fixée, puis garnie au ras de l'abdomen, d'un linge destiné à absorber l'urine, si ce liquide coule le long des parois de l'algalie. — Le malade ressent un grand soulagement immédiat, mais resté longtemps découvert, affaibli par l'hémorrhagie et

---

(1) MM. Reverdin et Ancel, internes des hôpitaux, que je remercie sincèrement de leur concours éclairé.

la douleur, il est pris d'un frisson assez intense, suivi de froid, qui dure deux heures. Malgré cela, nous lui appliquons au périnée à cause de la fausse route, une vessie pleine de glace ; bien disposée, elle n'empêche pas la chaleur générale de revenir.

A neuf heures, le pouls est normal. La sonde débouchée donne un jet suffisant. Je recommande au veilleur de faire uriner le malade d'heure en heure.

Le 13, pas de douleurs de ventre ; périnée à peine sensible ; l'appétit est bon. Mêmes recommandations, on supprime la glace. A la visite du soir : état fébrile, toux légère. J'ordonne une potion avec 7 centigrammes d'extrait d'opium, à continuer pendant quelques jours.

Le 14, même état ; le malade cherche en vain à uriner par les voies naturelles. Mêmes prescriptions.

Le 15, la petite plaie du ventre a le meilleur aspect, ses bords bourgeonnent. — Il vient quelques gouttes d'urine par le canal. Certain alors que la tuméfaction causée par la fausse route est moins grande, je cherche à dépasser la coarctation.

Après une heure de tentatives, une bougie n° 3 arrive dans la vessie. Le n° 6 ne peut pénétrer, mais je le lassse au contact du point rétréci afin de le dilater.

Le 16, et jours suivants, rien à signaler ; le mieux continue. Matin et soir, nous faisons le cathétérisme avec des bougies de plus en plus grosses.

Le 22, le n° 15 de la filière passant facilement, sur l'avis de M. Cruveilhier, je retire la sonde hypogastrique ; elle vient presque sans dépôt calcaire.

Depuis ce temps l'urine sort très-peu par l'hypogastre dont la plaie suppure légèrement ; le jet par la verge est très-beau. Le malade n'a plus besoin que de reprendre ses forces et d'être tenu proprement pendant quelques jours. Toute trace d'urine disparaît de la plaie du ventre, le 4 octobre.

Exeat le 23, avec recommandation de passer une bougie deux fois par semaine.

Aujourd'hui, 8 mars, l'état de Vallois est des plus satisfaisants. Il n'a pas de douleur en urinant ; la miction est complète et facile ; seulement, il lui arrive parfois, surtout après une course en voiture, d'éprouver des tiraillements dans les aines.

Une sonde ordinaire (calibre 22) en argent pénètre dans la vessie après avoir éprouvé quelque résistance à l'origine du bulbe.

Un point important reste à étudier dans cette observation : celui du diagnostic de la cause première de la rétention. Evidemment on ne pouvait s'en occuper dès l'arrivée du malade : il y avait bien assez de remédier aux dangers immédiats.

J'ai donc repris cette question quand la fausse route m'a paru guérie, et j'ai reconnu ce que M. Cruveilhier et, tout récemment, M. Desormeaux ont confirmé : que cet homme portait, depuis longtemps, un rétrécissement assez dûr à l'origine du bulbe de l'urèthre. En effet, j'ai trouvé constamment en ce point un obstacle résistant, très-court du reste et permettant, une fois dépassé, l'arrivée facile dans la vessie avec une bougie de même calibre dans toute sa longueur.

En avant et au delà, rien d'anormal, aussi quand on emploie une sonde rigide, elle traverse, sans sursaut, la portion prostatique.

J'ai dit, plus haut, qu'il y avait une petite tumeur hémorrhoïdale. Cette affection est commune avec les hypertrophies de la prostate, mais je me suis assuré avec mes Maîtres, par le toucher rectal, le cathétérisme et la mensuration, que cette glande était normale.

Le rétrécissement, devenu très-étroit, s'est enflammé pour quelques jours; de là tout le récit qui précède.

Quant à l'origine même de la coarctation, je suis fort en peine pour la donner, à moins d'admettre que mes renseignements sont entachés d'erreur. Mais je ne le crois pas, à la façon franche dont m'a répondu ce malade. Y a-t-il eu une de ces ulcérations herpétiques assez com-

munes, d'après M. Desormeaux (*loc. cit.*), ou une blennorrhagie légère méconnue? sans doute; mais rien ne le
démontre.

M. Fleury, de Clermont, dans son Mémoire sur la
ponction hypogastrique, donne un cas où le rétrécissement s'est également produit sans cause connue.

OBSERVATION XI.

Rétrécissement ancien devenu infranchissable, ponction de la vessie; cathétérisme rendu possible par le chloroforme. Guérison radicale. (Gazette médicale
de Paris, 1854, t. IX, p. 51. M. Sédillot.)

M. B ***, capitaine d'état-major, souffrant depuis vingt ans
d'un rétrécissement et d'un écoulement séro-purulent de l'u-
rèthre, est pris tout à coup de rétention d'urine au commencement du mois de décembre 1853. On le sonde inutilement, ses
douleurs deviennent intolérables, et il se fait transporter chez
moi pour réclamer du secours. Le canal saigne et l'introduction
de sonde est impossible; je décide le malade à entrer à l'hôpital, où je pratique sur-le-champ la ponction hypogastrique
de la vessie.

Les jours suivants, j'essaye en vain de placer dans l'urèthre
une sonde creuse : toutes mes tentatives restent infructueuses
pendant quinze jours, quoique continuellement répétées et va-
riées de mille manières. Je réussis à faire pénétrer de fines
bougies de moins d'un millimètre de diamètre, mais il m'est
complétement impossible d'en introduire d'un plus gros volume. La situation devenait embarrassante et il fallait en sortir. Le malade ne pouvait toujours uriner par la canule du
trocart qui se serait incrustée, et il y avait lieu peut-être à pratiquer l'uréthrotomie périnéale. Je réunis en consultation tous
les médecins militaires de la garnison, et l'un d'eux, M. le
D\u2071 Souhaut, s'appuya sur plusieurs faits de ma clinique pour
recommander l'emploi du chloroforme. Nous y eûmes recours,
et sous l'influence d'une résolution anesthésique profonde,
nous engageâmes assez aisément dans la vessie une sonde en
caoutchouc de plus de 4 millimètres de diamètre. Nous

eûmes, en pénétrant au travers de la coarctation, la sensation très-distincte de saillies ou nodosités en chapelet, se succédant dans un longueur de 3 centimètres. La canule du trocart fut retirée et la plaie hypogastrique promptement cicatrisée. Au bout de huit jours, je retirai la sonde, et je voulus en remettre une autre d'un plus fort diamètre. Vains efforts : je ne parvins même pas à réintroduire la première sonde. Je chloroformai le malade, et le cathétérisme redevint facile. Les mêmes phénomènes se représentèrent à chaque changement d'instrument, mais à un moindre degré. L'urèthre reprit de la souplesse, les saillies en chapelet s'affaissèrent; des sondes d'un centimètre d'épaisseur furent mises en usage; l'extrême contractilité du canal se dissipa, et la guérison obtenue servira certainement à préserver le capitaine B *** de toute complication ultérieure du côté de la vessie.

OBSERVATION XII.

Rétention d'urine; ponction vésicale hypogastrique. Guérison. Observation recueillie par M. Teilhol, interne à l'Hôtel-Dieu de Clermond-Ferrant. (Gazette des hôpitaux, 1866, n° 121.)

Louis R..., âgé de 31 ans, sergent au 79ᵉ de ligne, est doué d'une assez bonne constitution, d'un tempérament lymphatico-nerveux, et n'a jamais eu de maladie sérieuse. Parti comme volontaire à 18 ans, R... contracta, il y a six ans, une blennorrhagie légère qui guérit en huit jours avec quelques capsules de copahu. Mais, en l'interrogeant plus minutieusement, on apprend que la blennorrhagie ne fut guérie qu'incomplétement et qu'il resta affecté de goutte militaire.

Aucune autre affection vénérienne ne s'est manifestée depuis cette époque.

Il y a quinze mois, notre malade fut pris presque subitement de rétention d'urine. Le cathétérisme offrit quelques difficultés, puisque ce ne fut qu'à la troisième tentative qu'on arriva dans la vessie. Une fois l'urine évacuée, R... fut en quelque sorte guéri; la miction se fit comme par la passé, et après huit jours de repos dans l'hôpital militaire de Nancy, il reprit son service. Avant cet accident, il avait observé que parfois le jet de l'urine était gêné, petit, et la miction nécessitait de grands efforts. Ceci arrivait surtout à la suite d'excès en boissons ou de fatigues considérables. Après sa sortie de l'hôpital, ces difficultés s'étant présentées de nouveau, R... consulta deux médecins. Ceux-ci crurent d'abord à la gravelle; mais l'examen des urines n'en ayant point fait découvrir de traces, ils attribuèrent ces accidents à l'idiosyncrasie du malade.

Au commencement de juin 1866, R... fit à pied la route de Nancy à Clermont. Les fatigues de la marche rendirent bientôt la miction difficile; le jet de l'urine devint saccadé, filiforme, en tire-bouchon, parfois même elle ne sortait que goutte à goutte et encore au prix des plus grands efforts. Tel était l'état de notre malade lorsque, le 5 juillet au soir, il fut pris de rétention complète. Le lendemain, 6 juillet, le chirurgien du régiment prescrit un bain de siége; toute la nuit il avait été tourmenté par des envies fréquentes d'uriner. A midi, l'état ne faisant que s'aggraver, et une première tentative de cathétérisme ayant échoué, on l'envoie à l'hôpital.

Entré à l'Hôtel-Dieu à deux heures, on prescrit un grand bain d'une heure. Trois tentatives de cathétérisme sont ensuite faites avec des sondes de différents calibres. A chaque fois l'instrument est arrêté au niveau de la portion membraneuse du canal par un obstacle contre lequel viennent buter les sondes. Comme au rétrécissement se joignait un spasme assez fort pour faire tourner l'instrument entre les mains de l'opérateur, s'il le tenait solidement, on prescrit des pilules d'opium et des frictions avec de l'onguent napolitain belladonné à la région hypogastrique. Le ventre tendu, très-douloureux, ne présente pas cette saillie ovoïde bien dessinée au-dessus du pubis que l'on observe en pareil cas. Des envies très-fréquentes d'uriner, que le malade est dans l'impossibilité de satisfaire, lui font éprouver des douleurs excessives. Dans le cas qui nous occupe, en effet, le développement de la vessie n'était pas en rapport avec l'intensité des souffrances, ce qui tenait évidemment à l'irrégularité de l'organe et à sa trop grande résistance à se laisser distendre.

A six heures, le chirurgien suppléant, appelé en l'absence de M. Fleury, tente pendant trois quarts d'heure, avec des sondes et des bougies de calibres divers, d'arriver dans la vessie, espérant faire céder le spasme et franchir ensuite l'obstacle.

Vain espoir; il se retire après avoir ordonné l'application de 10 sangsues au périnée.

A huit heures, le chirurgien en chef vient à son tour; mais il n'est pas plus heureux. Les douleurs devenant de plus en plus intolérables, le malade demande à grands cris qu'on le fasse uriner d'une manière quelconque. C'est alors que M. Fleury, craignant, vu l'intensité des douleurs, une rupture de la vessie, se décide à faire la ponction de cet organe.

Un litre environ d'urine s'échappa par la canule du trocart qui avait été enfoncée à deux travers de doigt au-dessus du pubis. Le malade est sur-le-champ soulagé. La canule, attachée avec un lien, est bouchée et laissée à demeure. On prescrit une potion calmante pour la nuit.

Le 7, la nuit a été bonne, le malade a dormi plusieurs heures d'un bon sommeil; il n'accuse aucune douleur, mais un peu de faiblesse; pas de fièvre. On le fait uriner de temps en temps par la canule.

L'introduction d'une bougie filiforme dans le canal est encore impossible.

Le 8, R... dit avoir uriné un peu par la verge pendant la nuit. Pas de fièvre, un peu de douleur autour de la canule, provoquée par le contact de l'urine. On parvient à introduire une petite bougie; elle est laissée à demeure jusqu'au lendemain.

Le 9, rien de nouveau; la bougie, introduite la veille, est remplacée par une autre, plus volumineuse.

Le 10, au lieu d'une bougie, c'est une sonde qu'on établit à demeure. La canule de la région hypogastrique est enlevée, et l'ouverture fermée par un carré de diachylum.

Le 11, le contact de la sonde avec les parois du canal de l'urèthre est très-douloureux; la nuit a été sans sommeil; l'ouverture de la ponction est en partie fermée. On prescrit un bain de siége et on retire la sonde.

Le 12, la douleur a disparu dès qu'on a eu enlevé l'instrument; la journée et la nuit ont été excellentes. Le cours de l'urine s'est parfaitement rétabli; l'ouverture de la ponction est cicatrisée.

Le 13, le malade, n'étant pas allé à la selle depuis son entrée, accuse un peu de douleur au niveau de l'S iliaque. Il a la langue blanche et la bouche mauvaise. Depuis son entrée, il a perdu l'appétit et ne prend absolument rien. On prescrit 30 grammes d'huile de ricin.

Le 14, il se trouve soulagé; les symptômes d'embarras gastrique sont moins prononcés; il mange deux soupes dans la journée.

Le 15, il se plaint de tousser beaucoup. Rien aux poumons. Depuis trois jours, il souffre du côté gauche des bourses; à l'examen, on trouve l'épididyme et le cordon de ce côté engorgés et douloureux. Cataplasmes de farine de graine de lin arrosés d'extrait de saturne. Bain de siége.

Le 16, le 17 et le 18, même état; le malade est toujours constipé; on lui donne un lavement tous les deux jours.

Le 19, il a un peu de fièvre depuis la veille. En examinant le ventre, on le trouva couvert, ainsi que la poitrine, de petites vésicules blanches.

Le lendemain, cette éruption a envahi les autres parties du corps. Elle disparaît au bout de deux jours sans déterminer d'autres accidents.

Le 21, le gonflement de l'épididyme et du cordon, qui était resté stationnaire, augmente. Le malade maigrit, a un peu de fièvre le soir; la langue est blanche, la constipation persiste; pour tout aliment, il prend deux ou trois biscuits trempés dans du vin. On prescrit des frictions avec l'onguent napolitain belladoné sur les parties engorgées, et l'on continue les cataplasmes.

Le 26, la bourse gauche présente à sa partie externe un peu de fluctuation. Une ponction avec le bistouri donne issue à du pus phlegmoneux.

Le 27, R... a moins souffert, mais le gonflement du cordon persiste. L'état général laisse toujours beaucoup à désirer.

Le 29, on prescrit un purgatif.

Le 30, il y a un peu d'amélioration, moins de fièvre que la veille; la langue est meilleure; le besoin de manger commence à se faire sentir.

Le 1er août, le mieux se continue; le cordon a légèrement diminué. La miction redevenue un peu difficile, une petite bougie est introduite matin et soir; le malade la garde dix minutes chaque fois. L'appétit revenant, il est mis au quart.

Le 3, tout obstacle au cours de l'urine ayant disparu, on

suspend l'usage des bougies. Le cordon et l'épididyme diminuent progressivement, mais à la partie supérieure de la bourse
gauche existe un point douloureux et enflammé; là, en effet,
on sent un peu de fluctuation. Cataplasmes matin et soir. Parfois la fièvre se montre encore le soir.

Le 4, ouverture du nouvel abcès; un quantité considérable
de pus blanc, crémeux, s'échappe par l'ouverture. On continue
les cataplasmes.

Le 5, R... se plaint d'avoir la diarrhée depuis trois jours.
L'examen des matières fécales fait voir que ce qu'il prenait
pour de la diarrhée est du pus phlegmoneux qui imprègne les
matières fécales. L'état général continue du reste à s'amé-
liorer.

Le 6, des matières dures sont rendues; elles contiennent encore du pus, mais en bien moins grande quantité que les jours
précédents.

Le 9, on ouvre un nouvel abcès à la partie inférieure de la
bourse gauche. Le cordon et l'épididyme sont encore durs et
un peu volumineux, mais l'état général est devenu satisfaisant.
Depuis plusieurs jours, la fièvre ne paraît plus le soir; l'appétit
en parti revenu, on prescrit la demi-portion.

Le 12, les deux dernières incisions ne sont pas encore complétement fermées, cependant le malade va assez bien pour
pouvoir se lever. Le cordon et l'épididyme n'offrent plus qu'un
léger gonflement; encore tient-il en grande partie à un varico-
cèle qui existe de ce côté.

Le 18, R... peut être considéré comme guéri; il prend 50
centigrammes d'iodure de potassium; en même temps il fait
des fumigations vinaigrées pour faire disparaître ce qui reste
encore à l'épididyme. — Enfin il sort parfaitement guéri le
10 septembre.

Je donne ce fait en entier, malgré sa longueur, à cause
du grand intérêt qui s'y rattache. — On y voit quelles
peuvent être les conséquences d'une simple blennorrhagie négligée et les accidents assez communs qui compli-
quent le traitement des affections des voies urinaires. Le
développement de la vessie a présenté ceci de particulier
que les parois de l'organe ont considérablement résisté à

la distension, phénomène commun quand l'obstacle à la miction existe depuis longtemps.

OBSERVATION XIII.

Rétrécissement de l'urèthre; rétention d'urine; ponction hypogastrique. Guérison.
(Gaz. hôp., 1865, p. 385.)

Nous empruntons au service de M. Jarjavay le fait suivant dont les détails nous ont été donnés par M. Lolliot, interne de l'hôpital Beaujon.

Perrett (William), palefrenier, âgé de 35 ans, est envoyé le 20 juin 1865 à l'hôpital Beaujon, dans le service de M. Jarjavay, comme atteint d'une rétention d'urine *très-urgente*, par suite d'un rétrécissement traumatique, à ce que disait, du moins, la note du médecin qui nous l'adressait.

Ce malade est Anglais et comprend très-imparfaitement le français; aussi est-ce par l'intermédiaire d'un tiers que nous arrivons à connaître les renseignements suivants :

Il n'a jamais eu de maladie grave; en 1844, il fit sur le pommeau d'une selle, une chute, après laquelle il ne survint aucun accident du côté des voies urinaires, et il se passa ainsi dix ans sans qu'il se présentât rien de fâcheux ; il faut donc rejeter cette cause.

En 1854, il a contracté une blennorrhagie qui dura un an. Au bout de ce temps, il éprouva de la difficulté à uriner, et pendant trois mois, il fut obligé de garder une sonde nuit et jour. C'est donc bien évidemment cette blennorrhagie qui fut la cause de son rétrécissement.

En 1860, il s'aperçut que le jet d'urine diminuait de nouveau. L'urine était épaisse (il s'était probablement développé une cystite du col), et l'est devenue de plus en plus depuis cette époque.

Il avait, en outre, des douleurs au périnée, se montrant par intervalles. Il s'est fréquemment introduit une bougie lui-même, c'est-à-dire qu'il a augmenté lui-même sa maladie, engagé qu'il était dans ce cercle vicieux, ou de ne pouvoir uriner, ou bien de se sonder, et alors d'augmenter ainsi sa cystite. — Depuis 1864, il n'éprouva pas d'accident, mais ses urines restèrent bourbeuses.

Il y a une quinzaine de jours, il se leva étant en sueur, il eut un frisson à la suite duquel se déclara une rétention d'urine. Cet accident se produisit, de nouveau, trois jours après; puis une troisième fois, il y a quatre jours.

C'est alors qu'on l'envoie à l'hôpital, et le 21 juin, à la visite du matin, on le trouve dans l'état suivant : Physionomie profondément altérée, face terreuse, pouls petit, fréquent, anxiété vive. A la région pubienne, la vessie forme une tumeur volumineuse, remontant jusqu'à l'ombilic. Au-dessous des bourses, et partant des bourses, on sent une tumeur arrondie, fort dure, et sans fluctuation. Le malade n'a pas uriné depuis quarante heures.

M. Jarjavay essaye immédiatement, et à plusieurs reprises, d'introduire une sonde filiforme. Mais le rétrécissement est trop considérable pour la laisser passer. En face des graves symptômes que présente ce malade, qui, depuis deux jours, n'a pas rendu une goutte d'urine, on ne peut plus attendre, il faut agir énergiquement. Une incision est faite au niveau de la tumeur périnéale, dans le but d'explorer cette tumeur, et de faire, s'il est possible, l'uréthrotomie externe. Mais on s'aperçoit qu'elle est bien réellement solide, non fluctuante, et formée par un rétrécissement fibreux. M. Jarjavay se décide aussitôt à faire la ponction sus-pubienne avec le grand trocart courbe. Il sort une énorme quantité d'urine bourbeuse, après quoi l'on fixe la canule à demeure.

Le soir, à six heures, le malade est dans un état assez satisfaisant. L'urine s'écoule facilement par la canule. Le pouls est moins fréquent que le matin, et la face moins anxieuse.

Le 22 juin. Le malade a pris un bain ce matin; son état général est bon.

Le 23. On essaye d'introduire une bougie filiforme, mais elle ne peut aller que jusqu'au rétrécissement. On la laisse ainsi pendant quelques heures.

Le 24. On introduit encore une bougie fine, mais sans pouvoir franchir le rétrécissement. On la laisse néanmoins, en recommandant au malade d'essayer lui-même de l'introduire, ce qu'il a pu faire du reste dans la soirée.

Le 25. On passe une bougie plus volumineuse, qui, comme celle d'hier, s'arrète au rétrécissement, pour être introduite plus tard par le malade.

Le 26. M. Jarjavay peut, ce matin, faire passer une sonde un peu plus volumineuse que la bougie d'hier.

L'état général continue à être excellent; l'appétit et les forces reviennent. La plaie du périnée est en voie de cicatrisation. Absence complète d'infiltration d'urine.

Le 27. La canule est retirée, et une grosse sonde est introduite à demeure dans la vessie. Il ne se fera donc pas de fistule, et il ne reste plus qu'à traiter le rétrécissement.

Le 28. On s'aperçoit qu'il y a, à la région périnéale, une infiltration d'urine et formation de pus. Une grande incision est faite sur la tumeur, et l'on peut constater que l'urèthre est entouré de pus. Ce n'est pas là l'infiltration qui se fait habituellement, c'est-à-dire entre l'aponévrose moyenne et la superficielle; c'est une infiltration très-légère autour de l'urèthre, maintenue par l'aponévrose que Gardon Buck appelle *fascia penis*, et qui, ainsi qu'on sait, se continue en arrière avec l'aponévrose inférieure du périnée. C'est sous cette aponévrose que s'est faite l'infiltration, à travers une rupture de l'urèthre.

2 juillet. La plaie abdominale est cicatrisée.

Le 6. On a continué d'introduire une sonde de plus en plus volumineuse, et aujourd'hui celle qui passe est grosse comme le petit doigt. Après avoir laissé ces sondes à demeure pendant quelque temps, on a dû les retirer à cause de l'inflammation de la vessie, et, lorsque le malade veut uriner, il passe lui même sa grosse sonde. Le trajet abdominal a disparu; les incisions du périnée se guérissent très-bien.

C'est un malade sauvé. Aujourd'hui il mange 4 portions et se promène au jardin.

Le 19. *Exeat*. Notre malade est complétement guéri. Il n'y a pas de fistule abdominale, et les incisions du périnée sont complétement cicatrisées. On le renvoie en lui recommandant de se sonder encore pendant quelque temps, avec de grosses sondes, chaque fois qu'il aura envie d'uriner.

Je dois à l'obligeance de M. le Dr Legroux, secrétaire de la Société anatomique, des renseignements sur la mort de ce malade. (Présentation de pièces, fin de janvier 1868, par M. Magdelin, interne à Beaujon.) — A peine sorti de l'hôpital, cet homme se négligea et ne tarda pas à retomber dans un état valétudinaire, s'aggravant de plus en plus jusqu'à la fin de décembre 1867. A cette époque, il entra dans le service de M. Dolbeau. Quoique le cathétérisme fût encore possible, le cas était des plus graves, et l'état misérable du sujet ne disposait guère à faire aucune opération ; aussi le chirurgien se contenta-t-il de dilater le rétrécissement. — Un peu de mieux sembla se produire, mais il survint une dysentérie cachectique qui se termina par la mort, le 22 janvier.

A l'autopsie, on trouva un rétrécissement fibreux très-étroit, à 12 centimètres du méat. — Le lobe moyen de la prostate était hypertrophié. Les parois vésicales, épaisses de plus de 1 centimètre, formaient réservoir à une urine purulente, mais la lésion principale des voies urinaires était une fonte purulente du rein droit. On constata aussi, dans le gros intestin, des ulcérations par places et une perforation ultime.

OBSERVATION XIV.

Rétrécissement traumatique devenu momentanément infranchissable ; ponction de la vessie. (Résumé d'un cas que M. le professeur Gaillard, de Poitiers, a bien voulu me communiquer.)

Un paysan tombé sous la roue de sa voiture eut le canal de l'urèthre comprimé par la jante et coupé sous la peau. A la suite : gêne très-grande en urinant, rétentions passagères fréquentes. — Bien des années après et tout récemment, le malade est subitement atteint d'une rétention complète, dont il est impossible de triompher par les bougies les plus fines ; la vessie se gonfle, les douleurs deviennent aiguës. Dans cette extrémité j'ai recours à la ponction hypogastrique. L'évacuation des urines, le repos, la diète, amènent du soulagement. Après quelques jours, je puis, en tâtonnant, passer l'instrument de Maisonneuve et faire l'uréthrotomie. — Guérison très-rapide.

5° *Rétrécissements extrêmement étroits qui laissent encore passer un instrument filiforme, ou seulement un peu d'urine.* — Plusieurs auteurs sont d'accord pour dire que toutes les fois qu'il sort encore quelques gouttes d'urine par le canal de l'urèthre, on doit pouvoir arriver jusque dans la vessie, et faire ensuite un traitement curatif. — Pour ne citer que des plus autorisés, je nommerai MM. Jarjavay (communication orale), et Phillips, si connu pour la ténacité avec laquelle il résiste aux difficultés du cathétérisme (*Traité des maladies des voies urinaires*). Malgré ces chirurgiens distingués, je garderai une opinion contraire, m'en rapportant à ce que j'ai vu et confiant dans la sagesse de M. le professeur Gosselin qui, personnellement, n'a jamais trouvé de rétrécissements infranchissables, mais pourtant les admét, puisque d'autres en ont observé.

En supposant qu'on pourrait dépasser le rétrécissement dans tous les cas, est-ce à dire pour cela qu'on arriverait constamment dans la vessie et qu'on serait à l'abri du reproche de ne pas avoir employé le moyen de guérison le plus efficace? Non, certainement. Il arrive quelquefois, ainsi qu'on le lit dans l'observation 7, qu'une dilatation du canal existe derrière le rétrécissement; alors la bougie, arrivant dans cette cavité, ne peut tomber dans le bout postérieur de l'urèthre. — Enfin, sans compter les cas où l'instrument ne peut rester à demeure à cause de la douleur qu'il provoque, il y en a plusieurs où sa présence détermine des accidents sérieux et même la mort (obs. 13 de ma *Statistique sur les ponctions dans les rétrécissements*).

Quoi qu'il en soit de ces exceptions, quelle conduite doit-on suivre à l'ordinaire dans la variété de rétrécissements qui nous occupe en ce moment ? — Pour plus de facilité, je diviserai les cas en deux séries : la première comprenant ceux qui permettent le passage d'une bougie filiforme ; la seconde, ceux qui n'admettent d'instruments par aucun moyen.

1° Chez les malades de la première série, l'introduction de la bougie est en général très-difficile; mais enfin on y arrive. Que ce produit-il alors? Souvent l'urine coule peu à peu le long de l'instrument laissé à demeure; il se fait une sécrétion qui dégorge le tissu de l'urèthre, et les jours suivants on passe des calibres de plus en plus forts, jusqu'à ce que la dilatation soit suffisante. Mais dans quelques circonstances, ou bien la bougie ferme complétement le petit canal et détermine les angoisses de la rétention, ou sa présence ne peut être tolérée.

On est alors très-embarrassé, car si on retire la bougie, la rétention restera presque certainement complète, et aucun instrument ne pourra plus pénétrer. Fera-t-on la ponction hypogastrique en laissant la bougie à demeure, imitant ainsi M. Nélaton (*Monit. des hôpit.*, 1859), ou bien aura-t-on recours à l'uréthrotomie interne d'avant en arrière ? — Je ne crois pas qu'avec les moyens et l'expérience que l'on possède aujourd'hui, là ponction soit très-indiquée. A la vérité, elle dégorgera parfois les tissus et permettra la dilatation, mais le plus souvent elle ne fera point éviter l'uréthrotomie (cas de Nélaton, *loc. cit.*). On s'exposera donc à ses dangers, sans retirer ses bénéfices.

L'uréthrotomie d'avant en arrière me semble au contraire beaucoup plus sûre ; on doit la pratiquer aussitôt qu'on est parvenu à franchir l'obstacle. Cette opération sera possible si la bougie peut s'adapter à l'uréthrotome, pour servir de conducteur. — On fait une première sec-

tion superficielle d'avant en arrière et on incise plus profondément en revenant vers l'orifice du canal. On verra
les avantages de cette pratique dans l'intéressant mémoire publié par M. Dolbeau, en 1861, t. LX du *Bulletin
de thérapeutique* (*De l'Uréthrotomie interne appliquée à
quelques cas de rétention d'urine*), et dans les nouvelles
observations dont cet auteur a donné le résumé à la
Société de chirurgie en 1865 (*Bulletin de la Société*, 1865,
page 220, ou *Gaz. des Hôpit.*). — Les sept malades cités
étaient en proie aux accidents les plus terribles de la
rétention d'urine et furent rapidement guéris.

2° Pour les malades dont le rétrécissement n'admet
aucun instrument, et chez lesquels, cependant, il y a
encore un écoulement d'urine suffisant pour éviter une
rétention dangereuse, il est évident qu'il ne faut pas se
presser d'agir et espérer toujours qu'on arrivera par les
mêmes moyens que tout à l'heure. Mais si la santé du
sujet s'altère pendant les tentatives répétées que l'on
fait, on pratiquera de suite l'uréthrotomie externe sans
conducteur, seule opération rationnelle. Je dis seule,
car la ponction ne serait qu'un palliatif d'un moment
absolument comme dans la troisième classe. Mais il faut
bien le dire, les faits de cette deuxième série sont tout à
fait exceptionnels aujourd'hui que les moyens de cathétérisme sont si perfectionnés. Je ne nommerai point
ceux-ci, puisque je l'ai déjà fait au chapitre II de la
deuxième partie de ma thèse, je me contenterai de montrer les avantages de l'endoscope en donnant une observation de la ponction de la vessie que j'ai recueillie il y a
quelques mois et les réflexions dont je la fis suivre à
l'époque.

OBERVATION XV.

Rétrécissement uréthral infranchissable; ponction de la vessie ; uréthrotomie interne. Guérison. (Observation rédigée d'après mes notes et celles qu'a bien voulu me remettre M. le Dʳ E. Cruveilhier.)

Gendron (Eugène), couché au n° 5 de la salle Saint-Augustin, entre, le 10 août, à l'hôpital Saint-Louis, pour une rétention d'urine.

Étant soldat, ce malade, âgé aujourd'hui de 39 ans, a contracté quatre ou cinq blennorrhagies. Deux fois il s'est guéri complétement, mais sa dernière chaudepisse lui a laissé une goutte militaire.

Les premiers symptômes de rétrécissement remontent à 1857. Il a eu à cette époque, après des excès, trois rétentions complètes très-rapprochées : impossibilité de le sonder pendant trente-six heures ; bains, sangsues; miction goutte à goutte, puis rétablissement du cours des urines par un jet en vrille.

Nouvelle rétention en 1859 ; on passe des sondes assez volumineuses à Saint-Louis; exeat après trois jours. Rechute il y a cinq ans, deux mois de traitement par la dilatation donnent une guérison apparente entretenue longtemps par le passage périodique de bougies. Mais le cathétérisme devient impossible au mois de janvier 1867. Le malade, retenu par le travail nécessaire à sa famille, attend jusqu'au 10 août, pour consulter. A son entrée il urine de temps en temps, goutte à goutte, avec des douleurs intolérables dans le ventre. La vessie, considérablement distendue, remonte à 1 centimètre au-dessus de l'ombilic, on sent au périnée une induration longue de 3 centimètres. M. Cruveilhier fait sans résultat des tentatives répétées avec tous les instruments employés dans ce cas ; aux visites du soir, mon collègue Vaslin n'est pas plus heureux dans des séances prolongées. Cependant, la santé de cet homme s'altère. Son visage grippé exprime le plus profond abattement; le pouls est petit, l'appétit nul ; des frissons erratiques apparaissent le 15. Devant la menace d'une infection urineuse, M. Cruveilhier propose l'uréthrotomie externe qui est refusée, alors il fait la ponction hypogastrique.

Incision superficielle à 2 centimètres au-dessus de la symphyse pubienne; ponction avec un trocart courbe; il sort

2 litres de liquide environ. On substitue immédiatement une sonde en gomme élastique n° 12, que le malade débouche toutes les heures, pendant les premiers jours.

L'état général, devenu rapidement meilleur, permet de nouvelles tentatives sur l'urèthre. Le résultat est encore négatif.

Le 22, issue de la sonde hypogastrique, réduite, lors de l'opération, à la moitié de sa longueur ordinaire. J'en replace une nouvelle (calibre 11) après quelques tâtonnements. L'ancienne ne présente point de concrétions calcaires; elle est cependant plus volumineuse dans la partie vésicale, à cause d'une sorte d'exfoliation de sa surface.

Cet incident n'a aucune suite.

Le 26, M. Desormeaux, appelé en consultation, fait un premier examen à l'endoscope. Nous voyons dans le champ de l'instrument un rétrécissement blanchâtre et à gauche un orifice sur lequel le stylet s'applique sans pouvoir pénétrer.

Le 28, scarification très-superficielle du pertuis, qui permet d'introduire une bougie filiforme.

Le 31, nouvelle incision, après laquelle passe la bougie n° 3.

M. Desormeaux, forcé de s'absenter, ne revoit pas le malade.

Dès lors, nous parvenons, mais avec les plus grandes difficultés, à dilater un peu ce canal. Évidemment il faut inciser largement une coarctation aussi tenace.

Le 29 septembre, M. Cruveilhier pratique l'uréthrotomie interne et fixe la bougie n° 10 (filière Charrière).

Je dois signaler ici un accident, assez rare du reste, dû au défaut de fabrication des instruments. La bougie conductrice est restée dans la vessie. Après des tentatives par la plaie hypogastrique et par le canal, ce corps étranger a été extrait, au moyen d'un brise-pierre du plus petit calibre, introduit dans l'urèthre.

Du 22 août, moment où fut introduite la seconde sonde, jusqu'à l'uréthrotomie, nous avons observé attentivement la ponction hypogastrique. Je n'affirmerai point qu'il n'y a pas eu de temps en temps en contact avec la plaie, de l'urine venue de la vessie ou coulée le long de la sonde; ce qu'il y a de certain c'est que le fait ne s'est pas produit dans les premiers jours et que tout s'est passé sans accident. La surface extérieure a bourgeonné légèrement de manière à former un bourrelet constricteur autour de l'algalie. Celle-ci a été changée le 15 et le 25 septembre, supprimée le 2 octobre.

J'avoue avoir laissé trop longtemps la deuxième sonde. Je la retirai, incrustée de substance calcaire, en causant quelque douleur.

Vite remis des opérations indiquées plus haut, le malade marchait rapidement vers une guérison complète, quand il fut contraint par des engagements pris en Afrique, de nous quitter trop tôt. A sa sortie de l'hôpital, 30 octobre, l'urine ne sortait plus par la plaie hypogastrique ; une bougie n° 16 arrivait facilement dans la vessie, mais la miction était encore douloureuse, et la verge donnait un suintement purulent.

Voici d'après une lettre que Gendron m'a écrite de Constantine, le 18 février, ce qui s'est passé depuis son départ. Sous l'influence des fatigues causées par un déménagement et un long voyage, la fistule de l'hypogastre est devenue de nouveau perméable, l'urine a coulé jusqu'au 15 décembre, la cicatrisation ne s'est terminée que le 10 janvier.

Quant au reste, l'écoulement purulent existe encore, la miction est parfois douloureuse, le malade se sonde de temps en temps. Il est évident que si cet homme se néglige il ne tardera pas à éprouver une récidive.

Plusieurs enseignements découlent de cette observation. Je noterai principalement l'utilité de mettre à demeure *une longue sonde en gomme élastique* qui sortira moins facilement pendant les mouvements du malade, et le soin d'*éviter les incrustations calcaires.* Ces productions abandonneraient-elles la sonde quand on la retire, on doit craindre qu'elles ne deviennent le noyau de calculs plus volumineux.

J'insisterai maintenant d'une façon toute spéciale sur l'emploi de l'*endoscope*.

Pour le cas actuel, nous voyons l'utilité qu'a eue cet instrument; il a montré, au premier examen, la nature du rétrécissement et son orifice. On aurait pu faire de suite une incision, mais comme rien ne pressait, M. Desormeaux a préféré agir avec prudence..... Ce fait est loin d'être le seul où l'endoscope a eu de bons résultats dans des circonstances où tous les autres moyens avaient échoué.

Depuis quelques années les observations se multiplient et plusieurs sont consignées dans diverses travaux (Portella, thèse 1863. — Desormaux, *De l'Endoscope*, etc. Paris, 1865. — Reynaud Maximin, thèse 1868, etc.).

Il n'entre point dans le plan de ma thèse de parler longuement de la pratique de mon ancien maître; mais je suis heureux de pouvoir lui rendre hommage en parlant des avantages que j'ai cru trouver dans son invention, appliquée aux rétrécissements infranchissables.

Abstraction faite de ce qui a été déjà dit sur l'endoscope, je raconterai ce que j'ai vu avec mes collègues, répondant par là aux objection faites quelquefois.

Le passage des sondes droites ne présente pas plus de difficulté que celui de toute autre sonde de la même forme; quand le calibre est approprié, les malades ne souffrent point jusqu'au niveau de la courbure de l'urèthre.

Pour redresser la sonde, il y a, en général, un peu de douleur, comparable à celle que causent les instruments de lithotritie. Mais il est évident que si on arrivait brusquement sur la coarctation avec cette grosse sonde, on pourrait faire grand mal; aussi, faut-il toujours avoir soin d'explorer le canal avec une bougie à boule et de le préparer, avant les premiers essais endoscopiques. Par ce moyen on reconnaîtra le siége de la stricture, et on arrivera jusqu'à elle avec des ménagements.

Que voit-on alors ?

Au bout de la sonde est une saillie blanchâtre, injectée à sa surface, s'il y a inflammation; c'est l'indice d'un rétrécissement fibreux ; elle occupe un côté de l'urèthre ou forme un véritable bourrelet circulaire. Dans un point quelconque paraît un orifice. — Mais, dira-t-on, il nous est arrivé de ne pas voir ce qu'on annonçait. — En voici les deux causes : 1° Dans un examen public, plusieurs personnes regardent successivement dans l'appareil ; la sonde peut changer légèrement de position et montrer un autre point de l'urèthre.

2° L'œil n'est pas souvent capable de constater les faits à première vue. Il faut, pour cet instrument d'exploration comme pour les autres, une étude préparatoire. Étudiez donc, avant de vous prononcer, l'urèthre sain ; examinez quelques rétrécissements et surtout faites promener l'instrument dans différents points du canal malade, vous verrez ainsi, par comparaison, quel aspect ont les parties lésées. Une habitude suffisante s'acquiert facilement......

On est en face de l'obstacle, on le voit, quels avantages retire-t-on de l'endoscope ? J'en ai constaté trois principaux :

Le premier est d'avoir sous les yeux l'orifice ; on y porte par la sonde disposée supérieurement en gouttière, un stylet qui pénètre par une pression douce. Le trajet se trouve dilaté par ce moyen et admet souvent, après une seule séance, une bougie filiforme. Après ce résultat, on dilate ou on fait l'uréthrotomie, suivant l'indication. Si l'introduction du stylet est impossible, la sonde peut remplir exactement l'office du tube, dit de Mercier, *pour tendre le rétrécissement comme la peau d'un tambour ;* tel est le second avantage qui se joint au premier. Enfin le troisième consiste à permettre de porter un bistouri boutonné spécial et de faire des incisions.

Sans doute dans les rétrécissements très-étendus, anfractueux, il faudrait longtemps avec l'endoscope pour dépasser l'obstacle par des incisions successives ou une dilatation parfois impossible. Pour ces cas, il faut, à l'exemple du maître, recourir aux procédés généralement employés, sans parti pris et en ne voyant que le plus grand avantage du patient.

Il pourrait se faire que l'on nous opposât des accidents survenus chez des malades observés à l'endoscope, ou bien des récidives après l'uréthrotomie. Je dirai d'abord que ces insuccès ne sont pas plus fréquents qu'avec les autres méthodes ; mais qu'y a-t-il de commun entre les revers et l'instrument d'exploration ? On porte une lumière dans le canal, et par la rainure de la sonde, on passe un bistouri qui incise complétement au gré du chirurgien, plus ou moins long, plus ou moins épais, suivant qu'on le croit nécessaire. Il est évident qu'à part la plus grande précision, tout est indépendant de l'endoscope.

CHAPITRE II

PONCTION DANS LES RÉTENTIONS DUES AUX AFFECTIONS DE LA PROSTATE ET DU COL DE LA VESSIE.

Les avantages de la ponction dans les affections prostatiques sont les mêmes que dans les rétrécissements. Examinons les cas où on aura besoin d'employer cette opération.

On est généralement d'accord pour reconnaître que dans les affections aiguës de l'organe, il faut, au début du traitement, se servir largement des émissions sanguines et de la médication narcotique. Si on ne réussit pas à calmer la rétention, il faut ouvrir une voie artificielle, autrement la mort sera certaine.

Parfois on arrive, sans opérations, jusqu'au moment où l'abcès s'est formé ; alors le pus se vide, soit spontanément, soit par la déchirure faite au moyen d'une sonde, à la poche qui le contient. Mais on ne doit pas compter beaucoup sur cette circonstance favorable qui n'est qu'exceptionnelle.

La ponction devra donc être faite et aura l'avantage de calmer en très-peu de temps les souffrances endurées par le patient.

Pour les affections chroniques de la prostate : cancer, tumeurs, hypertrophie générale, valvules médianes ; la thérapeutique est très-discutée. Quelques chirurgiens, M. Maisonneuve, entre autres (*Soc. de chirur.*, t. VI, 1re série), prétendent que le cathétérisme réussit toujours. Il est très-vrai qu'avec de l'habitude on triomphe le plus souvent des difficultés, mais enfin les hommes les plus expérimentés échouent quelquefois, malgré les bougies tortillées ou recourbées, les sondes à béquille ou à grande courbure.

Que faire alors ?

On a vu par la statistique que la ponction hypogastrique ne donnait point des résultats généraux à envier. Mais, comme je l'ai dit au début de ma thèse, c'est plus l'état du malade que l'opération qui cause le danger. Civiale l'avait bien remarqué ; aussi dit-il, t. II, pages 257 et 258 : « La plupart des lésions de la prostate, surtout les engorgements, doivent être considérés plutôt sous le point de vue du trouble qu'elles apportent à l'excrétion de l'urine que sous celui des altérations elles-mêmes de la glande..... Lorsque l'excrétion de l'urine est devenue difficile, douloureuse, incomplète ou même impossible, ce qu'on ne voit malheureusement que trop souvent, il ne faut pas hésiter à recourir aux moyens chirurgicaux capables de la rétablir dans son état normal. Ces moyens sont les bougies, les sondes et la ponction de la vessie, *mais dans ces cas, plus que dans d'autres, l'emploi de ces moyens est difficile et même dangereux.* »

Quoi qu'il en soit, les morts fréquentes que l'on a observées ont amené, de la part de quelques chirurgiens, une répulsion pour la ponction hypogastrique en général. C'est ainsi que M. Demarquay m'a dit que cette ponction était toujours inutile dans les rétentions qui n'avaient pas pour cause une affection de la prostate, et qu'avec celles-ci elle était mortelle. Autant vaut une proscription. Le savant chirurgien pense que, dans les maladies prostatiques causant rétention, il est préférable de faire une incision périnéale comprenant l'urèthre et de pratiquer le cathétérisme par le procédé des deux sondes.

Je ne sais si ce conseil sera suivi, mais, à coup sûr, il aura de la peine à se répandre dans la pratique journalière, car l'uréthrotomie externe est une opération très-difficile et dangereuse. On ne sera donc pas blâmable d'hésiter avant de se résigner à la pratiquer lorsqu'une ponction hypogastrique bien faite, et en temps convenable, peut calmer la rétention......

Je ne passerai point sous silence une autre pratique d'orateurs distingués qui, se rappelant la vogue dont a joui le cathétérisme forcé, voudraient le conserver en honneur pour les affections de la prostate. Qu'on me permette de reproduire un passage du *Bulletin de la Société de chirurgie*, t. VIII, 1re série, page 477.

M. Lenoir ne ponctionne jamais la vessie pour les rétentions d'urine produites par les tumeurs prostatiques. L'obstacle étant permanent, le cours naturel des urines n'a aucune chance de se rétablir, de telle sorte que les opérés sont exposés à conserver toute leur vie une fistule hypogastrique fort incommode. Dans les cas de ce genre, M. Lenoir préfère de beaucoup le cathétérisme forcé avec la sonde conique, qu'on pousse à travers le lobe moyen de la prostate. On crée ainsi une fausse route, une fistule intra-prostatique, qui remplit les fonctions de la partie prostatique de l'urèthre. Cette opération est déjà ancienne; le célèbre Astruc a été ainsi opéré par Lafaye et a encore vécu huit ou dix ans. Elle n'est pas sans gravité lorsqu'on suit le procédé ordinaire, qui consiste à laisser à demeure la sonde métallique, conique et curviligne, dont on se sert pour traverser le lobe moyen de la prostate. La convexité de la courbure de cette sonde inflexible exerce sur la paroi inférieure de la portion bulbeuse et membraneuse de l'urèthre une pression continuelle, qui finit par gangrener cette paroi et qui expose aux infiltrations d'urine. C'est pourquoi M. Lenoir a l'habitude de remplacer la sonde conique par une sonde en gomme élastique, et l'opération perd alors la plus grande partie de sa gravité.

M. Cruveilhier (*Anat. pathol.*, t. II, p. 581), Velpeau, M. Pétrequin (*Gaz. méd.*, 1859, p. 185), M. Bitot (de Bordeaux) (*Acad. de méd.*, 27 oct. 1867), sont également d'avis que les ponctions de la prostate sont innocentes. Mais, à côté de quelques faits heureux, on en trouve beaucoup qui ôtent à jamais l'envie de faire cette opération. Il suffit de lire, entre autres, l'observation de M. Laugier (Spiess, thèse de 1866, p. 33) :

« ..... Les douleurs que causa la sonde laissée à demeure furent si intenses que le malade l'enleva. Il fut impossible de lui faire accepter un nouveau cathétérisme, et il mourut d'infiltration urineuse. »

Le fait suivant n'est pas moins défavorable au cathétérisme forcé.

OBSERVATION XVI.

Extrait de la Gazette médicale de Paris, année 1840, t. VIII, p. 108. Cette observation ne fait point partie de ma statistique, parce qu'elle est notée dans le mémoire de Mondière.

M. Y....., employé supérieur dans une administration, âgé
de 54 ans, d'un tempérament sanguin-nerveux, avait tellement
abusé de toutes les jouissances pendant sa jeunesse, qu'il
éprouva, dès l'âge de 45 ans, une asthénie du pénis, suivie d'une
taciturnité dont la société des jeunes femmes, la lecture de
quelques ouvrages érotiques, et de nombreuses distractions ne
purent le débarrasser. Dans cette occurrence, un vil médicas-
tre lui prescrivit des diablotins d'Italie, dont on sait que les
cantharides constituent presque seules toute la propriété, mais
surtout le danger. Il en abusa au point d'avoir un priapisme
très-douloureux, une cystite aiguë avec hématurie, et une gas-
trite aiguë aussi, dont un traitement rationnel, le régime et sa
bonne constitution triomphèrent en assez peu de temps. Avant
de recourir à de pareils excitants, M. Y..... avait compté quatre uréthrites, dont une avec gonflement testiculaire, deux bu-
bons inguinaux terminés par résolution, et cinq ou six chancres
sur le gland. On avait abusé des préparations mercurielles,
toutes les fois que le malade s'était trouvé dans l'obligation de
subir de nouveaux traitements.

Bien que d'aussi rudes épreuves dussent tempérer les pen-
chants de M. Y....., il n'en continua pas moins, lorsqu'il fut
guéri, d'avoir des rapports très-fréquents avec les femmes, de
se livrer à son goût prononcé pour la bonne chère, et de passer
chaque jour trois ou quatre heures dans un café, où il prenait
de fortes doses de café avec du rhum.

A son retour de courses longues et multipliées, faites à cheval dans le courant du mois de décembre 1830, M. Y.....
éprouva une légère difficulté pour uriner qui alla en croissant
jusqu'en septembre 1831. A cette époque, il réclama les conseils de M. le Dr Gergerès, qui eut la bonté de me faire appeler et de partager avec moi tous les soins ultérieurs du traitement. La proposition que nous fîmes d'explorer l'urèthre fut
souvent rejetée, et ce ne fut qu'en désespoir de cause que le
malade consentit à cette opération.

Je ne trouvai d'obstacle qu'au commencement de la portion prostatique du canal, que je cautérisai trois fois sans bénéfice aucun. La dysurie fut plus prononcée; l'urine coulait par gouttes rares et souvent interrompuès; la vessie se distendit graduellement et dépassa bientôt l'ombilic de trois travers de doigt, sans que le malade éprouvât ces atroces douleurs, cet impérieux besoin d'uriner et ces tiraillements dans les aines qui caractérisent cette dangereuse période des rétentions d'u-rine. Cet état fut accompagné d'une prostration extrême des forces, de la perte de l'appétit, d'une soif vive, de la bouffissure du visage, de l'infiltration du bas des jambes, tout cela sans qu'on pût noter aucun trouble du cœur. Le malade répondait à toutes nos questions que son mal consistait en une pesanteur non douloureuse du bas-ventre.

Ce fut bien inutilement que M. Gergerès et moi nous essayâmes de sonder le malade, un obstacle qui nous parut insurmontable paralysa tous nos efforts.

Mais un habile confrère, appelé en consultation, fut plus heureux que nous ne l'avions été, et pénétra de vive force dans la vessie. La présence de la sonde fit jeter les hauts cris à M. Y...., qui nous dit très-énergiquement qu'il préférait mourir plutôt que de supporter un moment de plus des douleurs aussi atroces. Force fut à notre honorable confrère de retirer l'instrument qu'il eût été si important de laisser à demeure.

L'application d'un bon nombre de sangsues au périnée et à l'hypogastre, des cataplasmes émollients placés sur les mèmes parties, et un demi-bain, n'amendèrent que bien faiblement la douleur des tissus transpercés par la sonde en argent, sonde qu'on n'avait cependant laissée dans la vessie que le temps nécessaire pour la vider.

Cette opération terminée, la rétention des urines fut complète pendant douze heures, et ce ne fut qu'après un demi-bain qu'elles reprirent leur cours embarrassé, par l'urèthre. Les proportions de l'urine sécrétée, et arrivant incessamment dans son réservoir, n'étant plus les mêmes que celles de l'urine évacuée, la vessie acquit le volume qu'elle avait la première fois, mais en laissant le malade à peu près impassible, car il ne se plaignit que d'un sentiment de tension, de plénitude et de pesanteur abdomino-vésicale, sans véritable douleur. Nous recourûmes au cathétérisme sur nouveaux frais. Notre ma-

nœuvre fit avancer un peu la sonde vers un point où elle fut
pressée et retenue comme dans un étau, point qu'elle ne put
dépasser, quoique nous l'eussions engagée dans la portion
prostatique de l'urèthre, et conséquemment très-près du col de
la vessie. M. Y.... souffrant beaucoup de nos tâtonnements,
refusa de les laisser continuer, et adopta avec empressement la
ponction sus-pubienne que nous proposâmes, et sur laquelle il
nous demanda des explications qui le satisfirent. Je procédai à
cette opération le 9 décembre avec un trois-quarts droit, vidai
la vessie et laissai une canule à demeure, en prenant les précautions indiquées en cas pareil.

Le soulagement fut aussi rapide que complet.

Arrivant seul chez le malade (trente-deux heures après
l'opération), je le trouvai dans un état très-satisfaisant et assis
près d'un gros feu qui avait considérablement élevé la tempé-
rature de sa chambre. M. Y.... s'étant levé pour que je conso-
lidasse l'appareil, fut pris subitement d'une syncope convul-
sive effrayante, tomba sur son fauteuil et se renversa, quoi que
je fisse pour l'y maintenir assis. Pendant toute cette agitation,
le bandage de corps se rompit, et la canule en argent que je
me disposais à remplacer par une en gomme élastique, fut
chassée violemment hors de la vessie, qui aurait très-certaine-
ment été perforée sans cet accident. Des aspersions d'eau
froide, largement faites sur le visage, firent bientôt cesser cet
état. Le malade urina beaucoup plus facilement et en plus
grande quantité par l'urèthre dans la nuit et les deux jours
suivants, qu'avant la ponction. Cette circonstance nous faisant
présumer que nous éprouverions moins de difficultés pour
tenter de nouveau le cathétérisme, nous y procédâmes sans
réussir. Les douleurs furent plus fortes que jamais; le col de la
vessie demeura très-irrité; l'urine cessa de couler, et la vessie
se distendit plus rapidement que les deux premières fois. Dans
cette occurrence, nous nous décidâmes à faire une seconde
ponction sus-pubienne, mais avec le trois-quarts courbe du
frère Côme, que nous n'avions pas à notre disposition, pour la
première cystocentèse. Je plongeai cet instrument immédiatement au-dessus du lieu de la ponction précédente, dont l'ouverture s'était déjà oblitérée, et fus arrêté par un corps résistant, lorsque j'avais à peine fait pénétrer 2 pouces de la canule dans la vessie; ce fut en vain que j'essayai de passer

outre. L'urine qui s'était d'abord écoulée par la rainure du poinçon, n'arriva plus par la canule dès que je fis quelques tentatives pour franchir l'obstacle rencontré. Ce cylindre métallique amena au dehors environ 3 onces d'un sang pur et riche en fibrine. La prudence m'imposant l'obligation de retirer la canule, je laissai M. Y.... fort inquiet d'une position dont il calculait trop bien les conséquences probables.

Fort embarrassé moi-même, et ne sachant que faire dans une aussi fâcheuse conjoncture, j'allai le jour même (12 décembre) et deux heures après l'opération, demander des avis à la Société de médecine assemblée, à laquelle je racontai le plus exactement possible tout ce qui s'était passé jusqu'alors. Plusieurs membres de cette compagnie savante prirent la parole et me donnèrent d'excellents conseils.

Mais, quelle fut notre surprise, lorsque allant revoir M. Y... six heures après cette seconde et si malencontreuse ponction, nous le trouvâmes ivre de joie, urinant largement par l'urèthre, ayant vidé sa vessie une première fois, et se mettant à genoux sur son lit pour nous faire voir le jet d'urine qui était en effet presque aussi gros et presque aussi fort qu'en parfaite santé? Les urines furent très-sanguinolentes pendant cinq à six jours, sans qu'on pût noter la plus légère douleur de la vessie ou de son col. Toutefois, en réfléchissant à la série des phénomènes et des incidents heureux ou malheureux qui s'étaient successivement offerts à notre observation, mon confrère et moi nous fûmes portés à penser, beaucoup trop tard sans doute, que la glande prostate était malade et avait été la véritable cause de l'obstacle apporté au cours des urines. L'introduction du doigt indicateur dans le rectum nous fit en effet découvrir une hypertrophie considérable de cette glande, empiétant très-sensiblement sur le diamètre de la dernière portion du gros intestin.

A dater du 19 décembre, les urines cessèrent d'être sanguinolentes et continrent en grande proportion du pus se déposant bien lié au fond du vase de nuit. Je cachai cette circonstance à M. Y..., qui continua à aller de mieux en mieux. Dès le 25 du même mois, le pus cessa tout à coup de paraître dans les urines, dont la vessie se débarrassait toujours fort aisément. La bouffissure du visage, l'infiltration du bas des jambes et la tension abdominale disparurent en très-peu de jours;

l'appétit se prononça, la convalescence fit des progrès sensibles ; l'exploration de tout l'abdomen et l'analyse des fonctions remplies par les viscères de son département me démontrèrent que tout était à peu près rentré dans l'ordre. Le malade reprit sa sérénité et nous étonna par le gracieux et le piquant de ses causeries, durant lesquelles il donnait les preuves de l'instruction la plus solide et la plus variée.

Mais cet état de choses n'était qu'un leurre, car, dix ou douze jours après l'état si satisfaisant et si inespéré dont je viens d'esquisser les principaux traits, une petite quantité de pus reparut dans les urines, qui coulaient toujours largement par l'urèthre. La prostate, explorée à diverses reprises par le rectum, diminua graduellement de volume et finit par ne plus pouvoir être distinguée ; la bouffissure du visage, sa pâleur d'abord, puis sa couleur jaune-paille et l'anasarque se montrèrent de nouveau ; l'appétit se perdit ; la maigreur dissimulée par l'œdème général fit des progrès rapides ; le mal moral fut la conséquence des maux physiques, et M. Y..., aigri par son affreuse position, dont il avait la conscience, refusa de nous répondre et de prêter l'oreille aux encouragements et aux consolations que M. Gergerès et moi nous lui prodiguions chaque jour. Ce malade s'éteignit dans les premiers jours de mars 1832, et n'éprouva, du reste, pendant tout le temps que dura le dépérissement lent et graduel qui l'entraînait dans la tombe, ni ces douleurs cuisantes qui sont comme le cachet des maladies des voies urinaires, ni cette chaleur fébrile si incommode, ni ces angoisses, ni ce malaise qui sont les préludes d'une fin prochaine, toujours devancée par les progrès incessants du marasme.

La nécropsie, permise d'abord à force de sollicitations, nous fut ensuite refusée.

L'intérêt de cette observation se trouve dans plusieurs points : 1° les douleurs atroces du cathétérisme à travers la prostate, et l'impossibilité de maintenir une sonde à demeure ; 2° la rapidité avec laquelle les adhérences se sont établies (trente-deux heures) ; 3° la perforation de la prostate par le trocart courbe qui amène un résultat bien inattendu, puisque la saignée locale procurée rétablit le cours des urines; 4° enfin on constate qu'à l'époque où elle a été écrite on connaissait peu les affections de la prostate puisque ce n'est que devant l'évidence des faits que 3 médecins distîngués se sont décidés à un examen complet......

Il ne reste en réalité, comme intervention chirurgicale véritablement pratique, après les divers cathétérismes, que la ponction de la vessie que l'on pratiquera avant qu'il se soit produit de trop graves désordres. On fera bien de se pénétrer de la vérité de ce que disait Robert (*Gaz. des hôp.*, 1847, p. 281) : «..... Il ne faut pas agir trop tard, après qu'il a été fait de grands désordres de l'urèthre, car on peut dire de la paracentèse de la vessie ce que l'on dit des opérations de hernie, savoir, qu'elles échouent le plus souvent parce qu'on n'y a recours que lorsque des efforts de taxis, pratiqués intempestivement et trop longtemps prolongés, ont amené une vaste inflammation et la presque désorganisation des tissus étranglés. »

Je n'admets pas cependant qu'on reste inerte quand on est appelé très-tard près d'un malade, car on a vu de véritables résurrections par la ponction de la vessie.

Qu'on en juge par les exemples qui suivent :

OBSERVATION XVII.

(Journal des Connaissances médico-chirurgicales, t. III, p. 322.)

Le malade, âgé de 70 ans, était atteint d'une hypertrophie de la prostate ancienne, son état était désespéré. «Je me décidai, dit M. Gimé, pour alléger son état pénible, n'espérant que retarder de quelques heures une fin malheureuse, à pratiquer de suite la ponction de la vessie au-dessus du pubis; il

s'écoula par la plaie deux pintes d'une urine forte, trouble et
de couleur brune, dont l'évacuation fut suivie d'un soulagement marqué. Mais survinrent des nausées, des vomissements
et une syncope prolongée, qui firent craindre pour les jours de
cet homme. Cependant il revint à force de soins......; la décoction de semences de lin et de chiendent pour boisson, les
lavements et fumigations narcotiques', les bains de siége de
même nature, firent cesser tous les accidents. Le quatrième
jour de l'opération, les urines reprirent leur cours naturel : la
canule fut retirée, la plaie recouverte de diachylum. Je revis
plusieurs fois le malade, et, un mois plus tard, le rétablissement fut complet, puisque ce bûcheron put reprendre les travaux de son état.

OBSERVATION XVIII.

Observation d'une rétention d'urine qui a nécessité la ponction sus-pubienne et
le maintien d'une canule à demeure depuis plus de quatorze mois, par M. Verdet, médecin à Vaucouleurs (Meuse). (Journal de chirurgie, de Malgaigne, t. IV,
p. 156.)

M. Dupont, vieillard de 76 ans, d'une constitution sèche,
vivant de ses revenus dans le village de Burey-en-Vaux, près
la ville de Vaucouleurs, assez fréquemment tourmenté, en
hiver, par une bronchite qui dure pendant toute la mauvaise.
saison, fut pris tout d'un coup, le 17 octobre 1844, d'une rétention d'urine, sans pouvoir assigner de cause à cet accident.

Après avoir essayé les bains de siége, les topiques sur le bas-
ventre, les boissons diurétiques, tout cela sans succès, on vint
me prier de me rendre près du patient.

Je trouvai M. Dupont dans une anxiété extrême, croyant
toujours qu'il allait uriner, et se livrant à des efforts désor-
donnés pour y parvenir.

Reconnaissant que la vessie était remplie, je sondai le malade avec une sonde en gomme élastique, et la vidai complétement. A la manière dont la sonde tomba dans la vessie, je
reconnus une paralysie du col de cet organe. Je recommandai
un large cataplasme sur le ventre, et repartis.

Le lendemain, impossibilité d'uriner. Je vide de nouveau la
vessie. Le 19 et le 20, j'apprends au malade à se sonder lui-
même et lui laisse une sonde en gomme élastique, lui recom-

mandant, expressément, de ne point se servir d'une sonde en argent dont il est propriétaire et qu'il m'avait offerte pour l'opération.

Je pars pour un voyage de deux jours dans la plus profonde sécurité, M. Dupont sachant parfaitement introduire la sonde.

A mon retour, je trouve un commissionnaire qui vient me chercher. Je me rends en toute hâte près du malade.

Malgré ma recommandation, M. Dupont a voulu se servir de sa sonde en argent, et ayant rencontré un obstacle, il lui a imprimé un mouvement forcé et lui a fait faire fausse route. Depuis ce moment il n'y a plus eu que du sang et point d'urine. La douleur devenant intolérable, on alla chercher M. Leclerc, un de mes confrères, qui ne put faire parvenir la sonde dans la vessie, malgré les tentatives les mieux dirigées, et fut réduit à conseiller de nouveau tous les moyens déjà mis en œuvre. Cependant les douleurs devenaient de plus en plus vives, et les envies d'uriner se succédaient sans interruption. C'est dans ce moment que j'arrivai près du malade dans la matinée du 25.

La langue était rouge et sèche, le pouls dur et plein, la tête se prenait et la rupture de la vessie était imminente. J'essayai encore le cathétérisme à plusieurs reprises, mais sans succès; chaque fois, je tombais dans le cul-de-sac formé par la fausse route, et je n'amenais que du sang. Il n'y avait pas de temps à perdre, toute temporisation était blâmable; je proposai la ponction de la vessie.

M. Dupont, effrayé et croyant toujours qu'il allait uriner, remit l'opération à l'après-midi.

Je revins en conséquence vers trois heures, et trouvai le malade dans la même position, persuadé qu'il allait pisser, et remettant encore l'opération.

Cependant les symptômes s'aggravaient; la vessie, distendue outre mesure, remplissait tout le bas-ventre jusqu'à l'ombilic, et la tension était telle qu'à peine si l'on pouvait pincer la peau de l'abdomen. Le malade, en proie à une toux catarrhale très-vive, éprouvait à chaque quinte des envies d'uriner qui lui arrachaient des cris et des plaintes à faire verser des larmes aux assistants. Je le pressai vivement de se laisser opérer, lui mettant devant les yeux tous les accidents auxquels il s'exposait par un trop long retard; mais enfin, sur son refus formel, je dus revenir à Vaucouleurs.

A neuf heures du soir on vint me rechercher, et, arrivé à dix heures, je trouvai M. Dumont tout à fait décidé, et préférant l'opération à la douleur qu'il endurait.

Aidé de deux voisins qui tenaient le patient dans son fauteuil, sur le bord duquel il était assis, le corps renversé en arrière, je plongeai un fort trois-quarts au-dessus de la symphyse du pubis, ayant soin de lui donner la direction de bas en haut, de manière que la vessie revenant sur elle-même pût me laisser une ouverture parfaitement horizontale.

La quantité d'urine fut considérable; elle remplissait plusieurs vases, mais je ne pus en savoir la mesure exacte, parce que le premier fut jeté dehors.

Le soulagement fut instantané. Je laissai la canule du trois-quarts dans la plaie, je l'assujettis de mon mieux après un bandage de corps avec des sous-cuisses; je mis le malade au lit, et le laissai dans un état de bien-être qui répandait sur ses traits naguère si bouleversés, une expression de satisfaction qui faisait plaisir. Avant de partir, je lui fis prendre une cuillerée de potion calmante.

Le 26 au matin. La nuit a été assez bonne, l'urine sort par la canule. On y met un bouchon. — *Deux bouillons, cataplasmes sur le bas ventre, un demi-lavement émollient.*

Les 27 et 28. Même traitement.

Le 29. Un peu de suppuration se présente autour de la canule; je la retire et la remplace par une sonde en gomme élastique assujettie solidement et coupée à la moitié de sa longueur.

Les 30 et 31. Essais pour sonder, sans possibilité de dépasser l'obstacle.

1er novembre. Remplacement de la sonde par une autre; elle est remplie de mucosités purulentes. — *Même traitement; injection de décoction de guimauve dans la vessie.*

Le 6. La sonde est sortie accidentellement, j'en mets une nouvelle d'un plus fort calibre. — *Injections.*

Le 7. Suppuration très-abondante sortant par la sonde et autour d'elle; nulle appétence pour les aliments. — *Même médication.*

Le 12. Essais pour sonder; mêmes résultats.

Les 18, 19 et 20. Diminution dans la suppuration; l'appétit reparaît. — *Potages; même traitement.*

Le 23. Je place une canule en or que j'ai fait confectionner avec un large pavillon percé de plusieurs trous, qui permettent avec des fils, de l'assujettir à un bandage de corps ; au moyen d'un fausset en bois de saule, le malade pisse à volonté. Du reste il y a assez de sommeil; les selles sont régulières ; la coloration de la santé revient; il mange des potages, un peu de volaille, quelques fruits cuits, et il se tient levé une partie de la journée.

Le 26. Je me trouve avec M. Houbeaux, de Neufchâteau, jeune médecin fort instruit; nous essayons encore la sonde, mais sans succès. Toujours du sang au lieu d'urine.

Le 3 décembre. Je remets une nouvelle canule en or faite sur un modèle plus convenable, et l'on continue une injection par jour.

Le 4 et le 5. Les urines commencent à ne plus charrier de mucosités, et elles ne sentent plus mauvais.

Les 7 et 8. Tout s'améliore, et la santé générale est assez satisfaisante.

Le 9. Nous essayons encore le cathétérisme avec M. Houbeaux, mais toujours sans succès.

Le 22. Je trouve le malade occupé à terminer un petit robinet en ivoire, qu'il a tourné lui-même et qu'il adapte à la canule en or; par ce moyen il peut uriner quand le besoin lui vient.

Il est à remarquer qu'à chaque envie il ressent au bout de la verge le même sentiment qu'on éprouve quand on a un grand besoin, et que par un obstacle quelconque on est forcé d'en reculer l'exécution. Les dernières contractions de la vessie s'accompagnent aussi d'une douleur assez vive.

Enfin, à l'aide d'une ample robe de chambre, il se promène dans la maison, et vers la fin de décembre la perforation de la vessie, parfaitement cicatrisée autour de la canule, permettait de l'ôter pour la nettoyer et la remettre facilement.

Dans le courant de 1845, M. Dupont quitta Burey-en-Vaux pour aller habiter chez sa fille, à Neufchâteau, et sa position resta la même. Enfin, en octobre, il vint faire ses vendanges dans son ancienne localité, où il resta quelque temps, jouissant d'une bonne santé, et j'ai appris en janvier 1846, qu'il continue à bien aller, mais toujours sans avoir pu être sondé.

De cette impossibilité on peut conclure qu'il y a oblitération du canal vis-à-vis la fausse route.

Cette observation me donne l'occasion de parler des injections dans la vessie par le canal artificiel.

M. Pétrequin a reproché à la ponction hypogastrique de rendre incommode à pratiquer ce moyen thérapeutique puissant (*Gaz. méd.*, 1859, p. 185). Je crois m'approcher de la vérité en disant qu'avant que les adhérences ne soient solides, ces injections seraient dangereuses, mais qu'au bout de cinq à sept jours, on peut les faire facilement et avec avantage : on aurait donc tort de les négliger.

CHAPITRE III.

PONCTIONS DANS LES RÉTENTIONS CAUSÉES PAR LES CONTUSIONS DU PÉRINÉE ET LES RUPTURES OU DÉCHIRURES DE L'URÈTHRE.

Les accidents causés par le traumatisme sont si variés par leur siége et leur étendue, la gravité des symptômes qu'ils déterminent si différente, que je ne puis discuter ici la conduite à tenir suivant les cas. Je renverrai donc aux traités spéciaux, et surtout à ceux de Civiale (tome I, page 640) et de M. Voillemier (tome I, page 472). Quelques thèses récentes seront également consultées avec fruit (Thibault, thèse de 1855 ; Regnault, thèse de 1863 ; Larmande, thèse de 1867). Je me contenterai de dire qu'assez souvent on est obligé de recourir à la ponction, soit aussitôt après qu'on a reconnu que le cathétérisme est impossible, soit après la tentative de faire l'uréthrotomie externe, opération le plus souvent indiquée.

Qu'on le sache bien, du reste, c'est dans ces cas surtout qu'on peut répéter avec Civiale ce que disait M. Paul Dubois :

« Quand vous serez là, vous ferez comme vous pourrez. »

TABLE DES MATIÈRES

FIN DE LA TABLE

A. PARENT, imprimeur de la Faculté de Médecine, rue Mr-le-Prince, 31.